メディケアブックス

摂食嚥下障害への徒手的アプローチ

編集　樋口　直樹

執筆　樋口　直樹　　スピスワラボ代表、徒手的言語聴覚療法研究会代表、日扇会第一病院

奥村　正平　　社会医療法人寿会　富永病院

阿部　直哉　　群馬県済生会前橋病院　リハビリテーションセンター

外山　慶一　　大和大学保健医療学部総合リハビリテーション学科言語聴覚学専攻　教授

序文

本書は、摂食嚥下障害における運動アプローチ、特に徒手的アプローチに焦点をあてたものである。そして、本書はキャリエルメディにて行われた徒手的言語聴覚療法研究会主催セミナー企画である「摂食嚥下障害の徒手的アプローチ」をベースに執筆している。

編者としては、「脳卒中後の構音障害への徒手的アプローチ」（三恵社）に続く、言語聴覚士領域における徒手的アプローチの第二弾の書となっている。前書は数多くの読者に読んでいただき、その後のセミナーにおいても数多くの方がコロナ禍の中でも参加いただいた。本書はその中で、摂食嚥下について、参加者が躓いている「触診」や「触察」についての気づきを元に編集を行っている。

本書の対象は、摂食嚥下障害に関わる全てのセラピストであるが、特に中心となるであろう言語聴覚士に向けて執筆している。本書を手にしている方がもし理学療法士や作業療法士の先生方であれば、基礎的な運動学的知識の説明などは冗長に感じられるかもしれないが、言語聴覚士向けテキストには、このような運動学的基礎を学ぶ機会が少なく、実際ほとんど言及されることがない。したがって、各章には基礎的記述も一部含まれることを最初に断っておく。

摂食嚥下障害は運動障害であり、その治療には「手技」としての部分が多く含まれる。「手技」は「技術」であり、その研鑽により、治療効果は大きく左右される。運動療法としては自明であるこのようなことは、残念ながら摂食嚥下障害の運動治療では強調されていない部分である。エビデンスベースの治療は、初心者がある程度治療に効果をもたらせることが目的の一つであるが、必ずしもエビデンスベースにのっていない本書のような徒手的アプローチのテキストはこの障害に関わるセラピストの技術的研鑽の向上につながるものであると考える。

本書の作成に関しては、多くの先生方や患者様に協力いただいた。阿部直哉先生、奥村正平先生には各領域で専門性の高い内容で、なおかつ具体例を交えた記述を行っていただいた。外山慶一先生には運動アプローチを補助する大きな要素である電気刺激療法に関して、エビデンスベースで記述していただいた。各先生方が忙しい中で執筆していただいたことに対し、この場をかりてお礼申し上げたい。また、これまで研究会を支えてくださった先生方、特に宮阪美穂先生、阿部学先生にも感謝申し上げる。

この書は、編集・校正にAIによる支援を受けた「メディケアブックス」の第一弾でもある。このような専門書においてもAIが文章を判断し、編集・校正の支援ができるほど進歩している。これは作成の時間短縮だけでなくクオリティの向上につながっていると確信している。リハビリテーション医療ではAIの進歩を取り入れることはしばらく先になるとおもわれるが、これを機会にAIへの興味をもっていただけると幸いである。

令和6年3月20日
樋口　直樹

目次

第1章　摂食嚥下障害への徒手的アプローチとは　（樋口直樹）

第2章　舌への徒手的アプローチ　（阿部直哉・樋口直樹）

第3章　喉頭への徒手的アプローチ　（樋口直樹）

第4章　姿勢・体幹における調整　（奥村正平）

第5章　運動アプローチと電気刺激療法　（外山慶一）

編集　樋口直樹
校正　梶原拓真、河合徹也
イラスト　NB、奥村正平

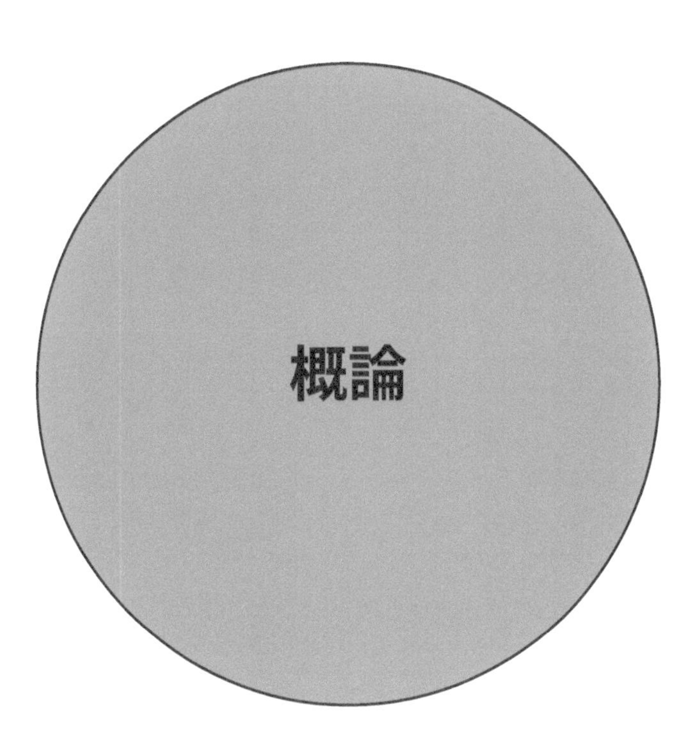

概論

第1章

摂食嚥下障害への徒手的アプローチとは

（樋口直樹）

1.はじめに

摂食嚥下障害は、脳血管障害、神経筋疾患、加齢などによって引き起こされ、食事摂取量の減少、誤嚥、肺炎などの合併症リスクを高めるとされる。特に高齢化により摂食嚥下障害が高頻度に出現するため、臨床的対応の重要度はますます高まっている。摂食嚥下障害の治療では、適切な評価とアプローチにより、安全で効果的な経口摂取の確立と、QOLの向上を目指すことが重要であろう。本書で取り上げる摂食嚥下障害への徒手的アプローチは、摂食嚥下障害へのリハビリテーションにおいて不可欠な手法の一つである。その意義を以下に示す。

①嚥下関連筋群の筋力・協調性の向上

摂食嚥下に関わる筋群の筋力低下や協調運動の障害は、嚥下機能の低下を引き起こす大きな要因である。徒手的アプローチでは、舌、顎、口唇、咽頭、喉頭の筋群に対して、抵抗運動や可動域拡張訓練を行うことで、筋力と協調性の向上を図る。一般的に行われているものは以下の通りである。

舌の抵抗訓練では、舌圧子を用いて舌の運動方向に抵抗を加え、舌の押しつぶし力や側方移動能力を高める。顎や口唇の抵抗訓練では、徒手的な抵抗を加えながら、開閉口運動や口唇の閉鎖運動を行う。咽頭や喉頭の筋群に対しては、喉頭挙上訓練や頸部筋群の強化訓練を行うことで、嚥下時の咽頭収縮力や喉頭閉鎖能力の向上を目指す。

この様なアプローチは、広く臨床で使用されている。

②口腔・咽頭・喉頭の感覚刺激と運動促通

摂食嚥下障害患者では、口腔・咽頭・喉頭の感覚が低下していることが多い。徒手的手技により、これらの部位に触圧覚、温度覚、味覚などの感覚刺激を与えることで、感覚の賦活化を図ることが期待される。また、口腔・咽頭・喉頭の筋群に対して、徒手的手技により、筋活動の促通効果が期待できる。これらの感覚刺激と運動促通により、嚥下反射の惹起性が高まり、嚥下機能の改善につながる可能性がある。

③不適切な代償パターンの修正

摂食嚥下障害患者では、嚥下困難を補うために、頸部後屈位での嚥下などの代償パターンを獲得していることがある。これらの代償パターンは、一時的に嚥下を可能にするが、長期的には嚥下機能の悪化や誤嚥リスクの増大につながる。徒手的アプローチでは、これらの不適切な代償パターンを修正し、より生理的な嚥下パターンの獲得を促す。例えば、頭部後屈位嚥下に対しては、頸部の中立位保持を徒手的に誘導しながら、嚥下訓練を行うことは一般的に広く行われている。

④呼吸・発声機能の改善

摂食嚥下障害患者では、呼吸機能の低下や発声機能の障害を伴うことが多い。徒手的アプローチでは、呼吸訓練や発声訓練を取り入れることで、これらの機能の改善を図る。呼吸訓練では、腹式呼吸の指導や呼吸筋の強化訓練を行う。発声訓練では、喉頭マッサージなどの手技を用いる。これらの訓練により、呼吸・発声機能が向上することで、誤嚥リスクの軽減とコミュニケーション能力の向上が期待できる。

⑤多職種連携におけるコミュニケーションツール

摂食嚥下障害に対するアプローチは、医師、歯科医師、言語聴覚士、看護師、栄養士など多職種の協働によって行われる。徒手的評価により得られた情報は、各職種間で共有され、包括的なアプローチ立案に役立てられる。例えば、徒手的評価で得られた口腔内の状態や嚥下機能の所見は、口腔ケアの方針や、食形態の選択に反映される。また、徒手的評価で観察された嚥下の問題点は、食事介助の方法や姿勢調整に活かされる。このように、徒手的アプローチは、多職種連携におけるコミュニケーションツールとしても重要な役割を果たしている。

以上のように、徒手的アプローチは、摂食嚥下障害の評価と治療において重要な役割を果たす可能性がある。しかし、本邦では摂食嚥下障害の徒手的手技について、自主訓練とセラピストの行う訓練が混在しており、セラピストが主体となる徒手療法については言及されることは少ない。

本書は、摂食嚥下障害の徒手的アプローチとして、臨床的取り組みの中での知見を集約したものである。客観的評価として、やはり嚥下造影や嚥下内視鏡などの評価が重要であるが、急性期などではそれらの検査を全例施行できることは少ないため、食物や唾液の嚥下を使用した評価などと共に徒手的な評価を組み合わせることでより的確な情報を得ることが期待できる。本書は上記の①および②に焦点をあてたものであり、定式化というより臨床的考え方を共有するためのものである。

2．摂食嚥下障害への徒手的アプローチを理解するために

ここでは本書を理解するための簡単な解剖学的知識について触れる。嚥下は、古典的には口腔期、咽頭期、食道期の3つのフェーズに分けられ、各フェーズにおいて重要な役割を担う筋群がある。口腔期では、表情筋（特に口輪筋）、舌筋（内舌筋、外舌筋）や咀嚼筋群（咬筋、側頭筋、外側翼突筋、内側翼突筋）が協調して働き、食物形態に応じ食塊形成、保持、送り込みを行う。咽頭期では舌骨上筋群（顎舌骨筋、顎二腹筋前腹、オトガイ舌骨筋）が舌骨を上前方に牽引し、舌根と咽頭後壁の接触を促す。咽頭期では、舌骨上筋群に加えて、舌骨下筋群のうち、甲状舌骨筋も収縮する。その他の舌骨下筋群（肩甲舌骨筋、胸骨舌骨筋、胸骨甲状筋）は拮抗的に弛緩する。喉頭挙上と輪状咽頭筋の弛緩は食道入口部の開大を促す。食道期では、食道蠕動波により食塊が胃に送り込まれる。これらの一連の動きを嚥下反射あるいは嚥下反応と呼ぶ。

これらの嚥下関連筋の多くは、発生学的に一般体性筋とは起源が異なるとされ、一般体性筋よりも廃用による萎縮は引き起こしにくいとされる。特に呼吸との連動性がある筋の萎縮は引き起こしにくいものとされている[1)]。だが、嚥下関連筋は低栄養や廃用による萎縮を引き起こさないわけではないため、嚥下関連筋に対する運動アプローチは極めて重要であるといえる。

さまざまな病態により嚥下関連筋の萎縮をもたらすとされるが、加齢による筋量減少を指すサルコペニアによる摂食嚥下障害と廃用性の摂食嚥下障害は近年区別される。もちろん、脳血管障害や神経筋疾患などによる摂

食嚥下障害も重要な病態であり、高齢化に伴い、患者の摂食嚥下障害を引き起こす要因は複雑化しているといえよう。また、新型コロナ感染症により、今までとはタイプが異なる嚥下障害に対する対応も必要となってきている。

本書では、これら嚥下関連筋の触知を重要視し、姿勢・体幹の評価と重ねることにより、患者の問題点について全体視できるよう構成している。細部と全体の視点により、的確な評価と治療を行える素地を整えるようにすることも本書の目的の一つである。

3．本書の概要

3．1．舌への徒手的アプローチ

舌への徒手的アプローチの章では、舌筋の選択的運動の評価と訓練を取り上げる。舌縁形成、舌尖の選択的運動、舌中央の凹み形成、奥舌の挙上などの運動を適切に誘導し、口腔内圧の形成と食塊移送能力の向上を図ることを目指す。

3．2．喉頭への徒手的アプローチ

喉頭への徒手的アプローチでは、舌骨上筋群と舌骨下筋群の筋緊張バランスを評価し、喉頭位置の異常や左右差を是正することに触れる。頭部屈曲に対する抵抗運動や嚥下反射促通手技も取り上げる。

3．3．姿勢・体幹の調整

体幹・姿勢に対する調整は、嚥下機能の基盤となる姿勢制御の問題点を把握し、適切なポジショニングを行うことを目的とする。アライメント、支持基底面、重心の3要素を評価し、臥位や座位での具体的な姿勢設定を行う。特に、頭頸部の安定性を確保しながら、口腔顔面の運動を促すためのポジショニングの工夫について学ぶことができる。

3．4．運動アプローチと電気刺激療法

摂食嚥下障害に対する電気刺激療法は、嚥下関連筋を効果的に動員し、筋力と持久力の向上を図る目的で用いられる。運動アプローチと併用することで、より高い治療効果が期待できる。ただし、電気刺激療法の禁忌や注意点を十分に理解し、刺激条件の設定や訓練との組み合わせ方を適切に行う必要があり、この章ではこの点について学ぶことができる。

以上のように、摂食嚥下障害への徒手的アプローチには、嚥下関連筋の特徴と運動学的特性を理解し、各部位に特化した評価と治療手技を選択・実施することが求められる。さらに、電気刺激療法を運動アプローチと併用することで、より効果的な機能改善が期待できるだろう。これよりセラピストには、これらの知識と技術を習得し、患者の状態に応じて柔軟に組み合わせていく力量が求められているといえるだろう。

文献

1）Fujishima I, et al.：Sarcopenia and dysphagia: position paper by four professional organizations. Geriatrics & Gerontology International, 19(2), 91-97, 2019.

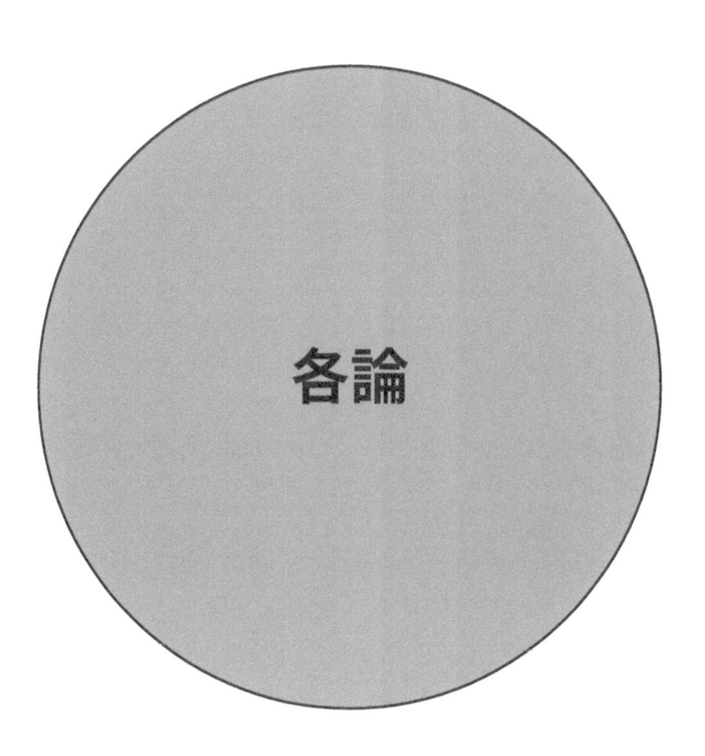

各論

第2章

舌への徒手的アプローチ

（阿部直哉・樋口直樹）

1．はじめに

舌はヒトの口腔器官における主要なものの一つである。その機能は「構音」と「摂食嚥下」の運動において重要な役割を果たし、生活動作に直結すると言っていいだろう。中枢神経障害などの疾患によって、舌を含む口腔・咽頭の機能が障害されたとき、大きくいって「構音」の機能の改善には舌の運動の速さが、「摂食嚥下」の機能の改善には舌の筋力が重要であることを指摘しておきたい。また、舌は筋の塊であるが、それは起始部のみをもち停止部をもたないという点で特殊なものである。本章ではこのような舌の特性に注目しつつ、「構音」と「摂食嚥下」における舌の運動の違いを明らかにし、特に「摂食嚥下」におけるもっとも有効な運動療法を検討していきたい。

2．摂食嚥下と構音における舌運動の違い

舌は、内舌筋と外舌筋の２つで構成されている（**図2-1、2-2**）。内舌筋は舌の形状を変化させ、外舌筋は舌の位置を調整する筋である。具体的には、上縦舌筋と下縦舌筋は舌を前後方向に短縮し舌を短くする。横舌筋は左右方向に短縮させ舌を長くする働きがある。また、垂直舌筋は舌を平らに広げる働きがある。外舌筋にはオトガイ舌筋、舌骨舌筋、茎突舌筋が含まれ、それぞれ異なる役割を果たす。これらの筋は、摂食嚥下や構音において協調し複雑な動きを実現している。舌の動きは、自由度が高く、関節で構成される運動とは異なることが重要である。

では、摂食嚥下と構音における舌運動ではどのような違いがあるのだろうか。構音機能

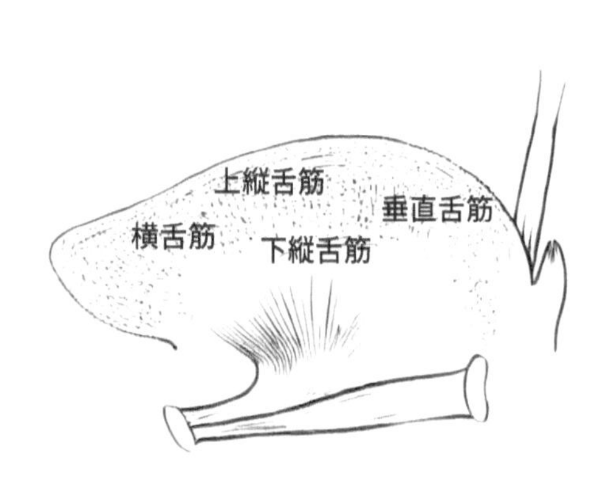

図2-1.内舌筋群

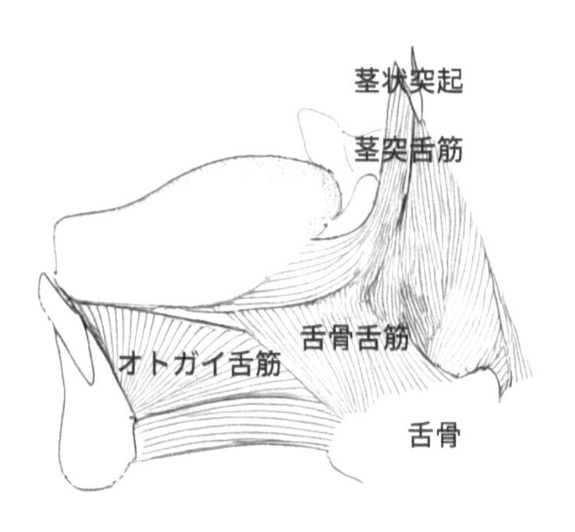

図2-2.外舌筋群

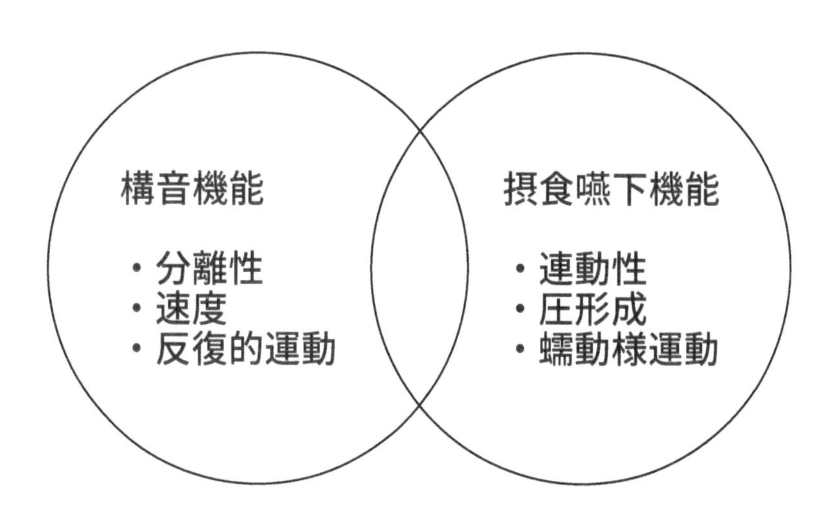

図2-3.舌運動における構音機能と摂食嚥下機能の違い

で必要な舌運動の要素は、「分離性」、「速度」、「交互反復運動」であるとされる[1]。嚥下運動と比較すると筋力は動員されず、構音運動では特に運動点に達するだけの速度（加速度）が重要である。近年、筆者らが提唱している脳卒中後の運動障害性構音障害における統合的徒手アプローチ（Integrated Manual Speech Therapy for Dysarthria：IMSTD）は、このような速度や分離性を重視したアプローチである[2]。摂食嚥下運動では、構音運動が構音点に対する変形であるのに対し、嚥下運動では舌尖部から始まる波状運動であるという根本的な運動の違いがあるとされる[3]。現在では「構音」と「摂食嚥下」に関しては、必要な舌の機能は異なるという見解が一般的である。

図2-3に筆者が考える舌運動における構音機能と摂食嚥下機能の違いを示す。ここでは、構音機能には上述の「分離性」、「速度」、「反復的運動」が重要である。構音点に達する運動では反復的運動として再現性の高い運動が要求される。対して、摂食嚥下機能においては、「連動性」、「圧形成」、「蠕動様運動」が重要である。連動性では、咀嚼が必要な場合や水分の口腔保持など他の器官と連動して実現されることが多い。また、食物の移動や食塊の形成において、筋力を発揮した圧形成も重要である。また、上述のように舌においても波状運動のような蠕動様運動は重要である。図で示したように両者は重なる部分もあり、完全に分離できるわけではないが、比重は異なると考えてよいだろう。

このように「構音」と「摂食嚥下」で、舌の必要な運動、動作、形態が異なるのであれば、その機能低下に対する訓練内容も異なってくると考えていいだろう。しかし、現状の臨床場面では、構音障害と摂食嚥下障害の舌運動の治療について、明確に区別された訓練は確立されていないといえよう。

3．舌へのアプローチの要素

嚥下に関する舌筋の働きでは、嚥下の5期モデルあるいはプロセスモデルにおける準備期での咀嚼運動、そして口腔期の終盤における咽頭への食塊の移送（プロセスモデルではStage II transport）に関する影響が大きいといえる。本章で主にアプローチの対象となるのは、個別の筋群というより、内舌筋と外舌筋を含めた舌筋全体への働きかけで

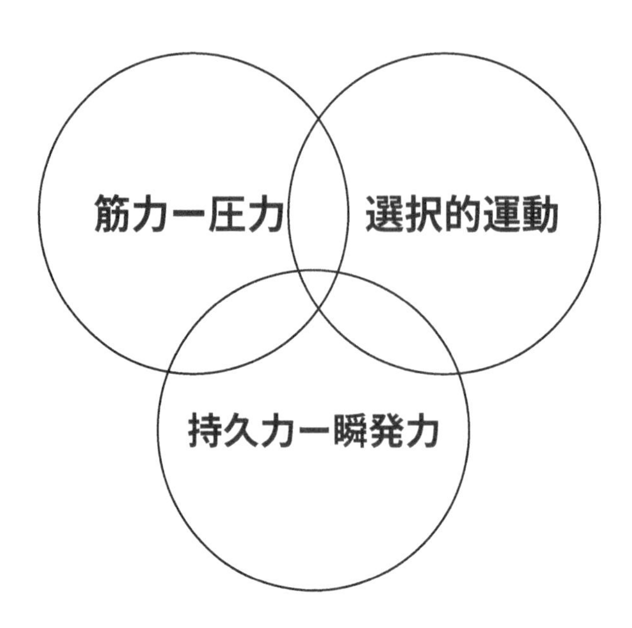

図2-4.摂食嚥下障害治療における舌運動訓練の要素

ある。特に食塊形成に関しては舌尖形成だけでなく、舌縁形成・舌背の凹み形成などの構音運動ではほとんど使用しない舌の形状変化を促すことも重要である。

また、前述のように嚥下時には舌筋力の動員が必要で、それによって生み出される圧は、舌圧とされる尺度により計測されることが多くなってきている。近年では舌運動、特に舌による圧形成訓練が、舌骨上筋群の訓練にも寄与することが示唆されている。特に、舌骨上筋群では顎舌骨筋、顎二腹筋前腹の働きと内舌筋と舌圧値の関連性が指摘されている[4)]。その意味では次章の喉頭へのアプローチと舌のアプローチを連動させることで、より効果をあげられることが想定できる。

ここで、摂食嚥下障害治療における舌運動訓練に必要な要素をあげると以下のようになる。それは「筋力-圧力」、「持久力ー瞬発力」、「選択的運動」といった3つの要素であると筆者は考えている（**図2-4**）。以下、摂食嚥下障害へのアプローチにおいて、このような条件がなぜ必要であるのかを詳細に述べるとしよう。

4．初期の圧形成としての舌運動の重要性

前述のように、舌運動は舌骨上筋群の働きと密接な関連があるだけではなく、嚥下運動の初期の圧形成が咽頭や食道入口部にも影響を与える。

まず、咀嚼時の食塊形成において、舌による送り込みは咀嚼、送り込み、嚥下という一連の流れの中で、連続性を生み出すという意味で重要である。本書は咀嚼運動についでは詳細には触れないが、口腔での咀嚼運動をスキップするような、つまり食事形態を変更することが永続的な安全策であるかは、いまだ不明点が多い。咀嚼は咀嚼筋だけではなく舌骨上筋、舌筋など多数の嚥下関連筋が動員される運動であり、咀嚼能力と摂食嚥下能力は密接な関係にあると考えられる[5)]。その意味で咀嚼を必要としない食事の影響は大きい。

食塊移送については、舌などの単純なピストン移送だけでなく、食道入口部までの圧差による移送であることを理解することが重要である[6)]。つまり、食塊の周囲は圧形成で陽圧となり、その移送先は陰圧であるときに

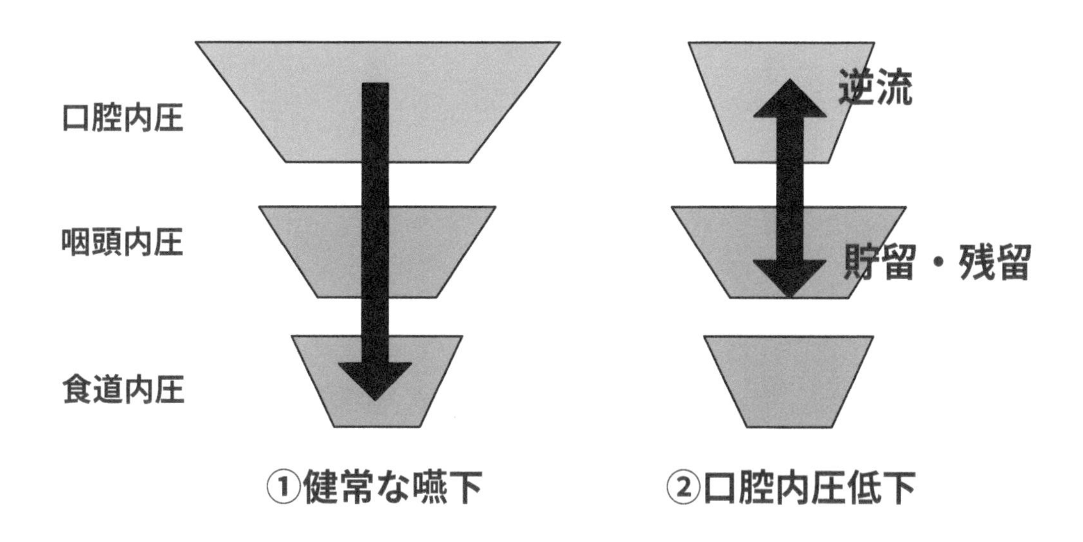

図2-5.嚥下時の圧力と食物輸送の概念図
グレーのボックスは圧の大きさを示したもの。矢印は食物の移動を示す。

早い食塊の移送が実現できる。舌を取り上げると、口腔内で食塊周囲に陽圧をかけ、嚥下反射前に咽頭部が陰圧になると食塊は口腔内から咽頭へ移動する。もちろん、これはプロセスモデルのような咀嚼を伴う嚥下運動の場合は異なる。プロセスモデルで説明される咀嚼中の食塊の移送は、先に述べた舌の波状運動による移送であることが多く観察される。

嚥下反射の惹起に注目すると、5期モデルにおける口腔期の終盤に舌背が食塊を押し潰し、後方に移動させ、奥舌が後退し咽頭後壁も前方へ動き、舌根と咽頭後壁が接触し食塊を食道入口部へと押し込んでいく。その時に、喉頭蓋の反転あるいは喉頭蓋基底部と披裂軟骨が閉鎖をして舌骨が上部前方へ移動する。この一連の流れにおいて口腔から食道への圧力、あるいは食塊の移送を行う駆動力と、各閉鎖が重要になってくる。最初の口腔内での圧によって食塊の咽頭への侵入速度は変わり、圧が低ければゆっくりとした速度で流れ、圧が高ければ早い速度で流れることになる。

嚥下造影検査で、高齢者などで見られやすい動態として、咀嚼を要しない食物の食塊形成・咽頭への移送において、食塊がゆっくりと咽頭へ侵入する症例があるが、これは食塊に圧を加える事が出来ていないことを示唆している。逆に若い健常者の場合は食塊の移動速度は早く、咽頭での処理も早く一瞬のうちに食道に流れている。これは圧が食塊に上手に加えられていることを示唆しているといえるだろう。

咀嚼が必要な食物であっても、咀嚼がさほど必要ない食物であっても、最初の舌挙上による口腔内圧上昇が重要である。また、各部位での閉鎖がうまくいかないと咽頭残留や気道侵入などの食塊の停滞を招くと言われている。なぜかといえば、閉鎖が不十分なところから圧は抜けてしまい、十分な咽頭内圧が確保できず、食塊の咽頭から食道へと移送する力が不十分となるだけでなく、圧力の抜け道から食塊や水分も共に抜けてしまう（＝気道侵入）ことを導いてしまうからである。わかりやすく言えば、ケーキの生クリームなどをデコレーションする三角の入れ物が

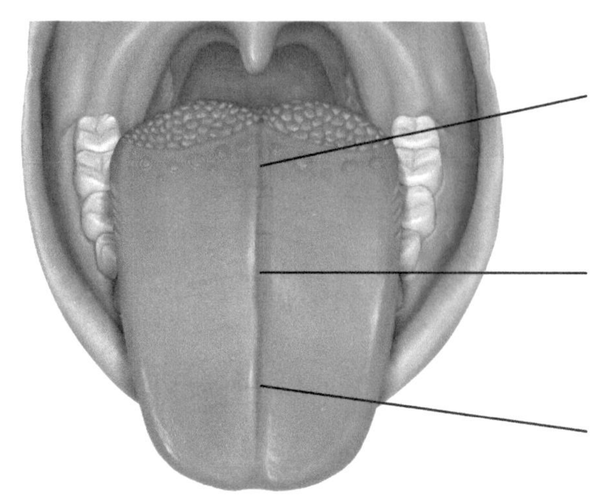

図2-6.舌の部位と筋の分布

あるが、それを想像してみて欲しい。上から順に圧を加えれば、きれいに下の穴から生クリームは出ていく。この、上に圧を加えることが舌による食塊の咽頭への移送にあたる。しかし、中途半端な真ん中で握り、圧を加えれば下の穴からもクリームは出るが、上からもクリームはあふれ出てしまう。下に流れないので上に逆流し、残留する状況となる（**図2-5**）。

このように、舌運動において圧形成が食塊の移送を行う駆動力となるためには、それに必要な筋力が重要であることが理解できるだろう。摂食嚥下障害の評価では、喉頭、咽頭機能に注視することが多く、訓練を立案する場合も、その点が重視される。しかし、前述したように、口腔の機能は咽頭期も含めた一連の嚥下運動に影響を及ぼす。また、嚥下反射に関与する運動器官の中で直接触ることが出来る部位が口腔である。これらが、摂食嚥下障害治療において、舌へのアプローチが重要である大きな要因である。

5．舌運動の持久性と瞬発力

一般的に筋は大別すると、速筋（白筋）と遅筋（赤筋）の２種類に分かれる。白筋は瞬発力に優れ、赤筋は持久力に優れている。舌もこの２つの筋から成り立っており、大まかには以下の通りとなる（**図2-6**）。

①速筋（白筋）
　易疲労性
　分布：舌根
②遅筋（赤筋）
　抗疲労性（持久性有）
　分布：舌尖から舌背

舌尖から舌背は、遅筋（赤筋）なので収縮力は弱いが持久力は高い。舌根は速筋（白筋）で易疲労性、持久力は低いが、収縮力は強い[7]。訓練方法も、特性を考え負荷量の加え方も部位によって考慮する必要がある。

実際の嚥下運動では、持続的に食塊形成と移送運動を担うのが、遅筋が多い舌尖から舌背の部位である。また、舌根部は食塊の咽頭への送り出しと舌の咽頭後壁方向への後方移動（いわゆるPush-out）による中咽頭の閉鎖という食道入口部方向への圧形成において重要な役割を果たす。後者では一瞬の動きとなり、舌根部が速筋で構成されていることで実現されている運動である。

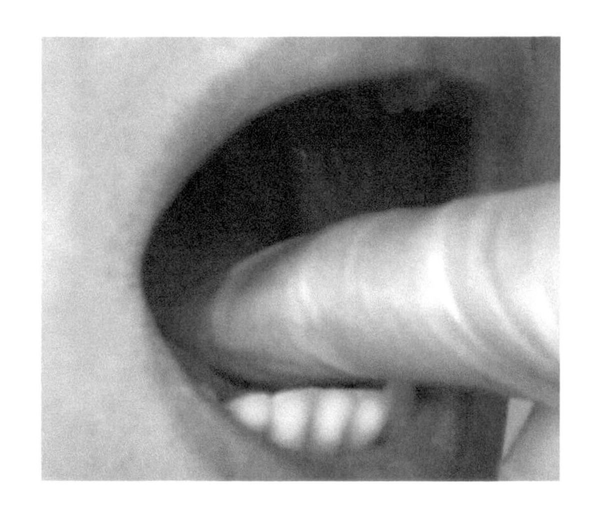

図2-7.舌の触診

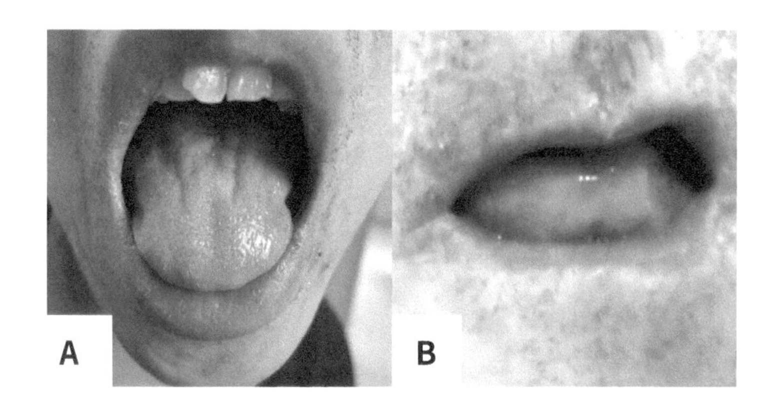

図2-8.弛緩性と痙性
A弛緩性、B痙性。わかりやすさのために少し挺舌を促した。

6．舌の選択的運動

摂食嚥下時の舌の運動は、複雑かつ精密に制御されている。口腔期における主な舌の選択的運動としては以下のようなものがある。ここでは主に流動物以外の嚥下について述べている。

①舌尖による食塊の移送：
舌尖を用いて食塊を口腔内で操作し、咀嚼に適した位置へ運ぶ。

②舌背による食塊の保持と圧接：
舌背を口蓋に押し付けることで、食塊を保持し、咀嚼のために適切な位置に保つ。

③舌側面による食塊の移送：
舌側面を使って、咀嚼された食塊を舌背上に集積する。

④舌背の蠕動様運動：
舌背が中央に凹みを作り、食塊を集積した後、波状運動により食塊を舌根に移送する。

これらの選択的な舌運動は、期に応じて適切なタイミングで行われ、食塊の移送や嚥下反射の誘発に重要な役割を果たす。また、こ

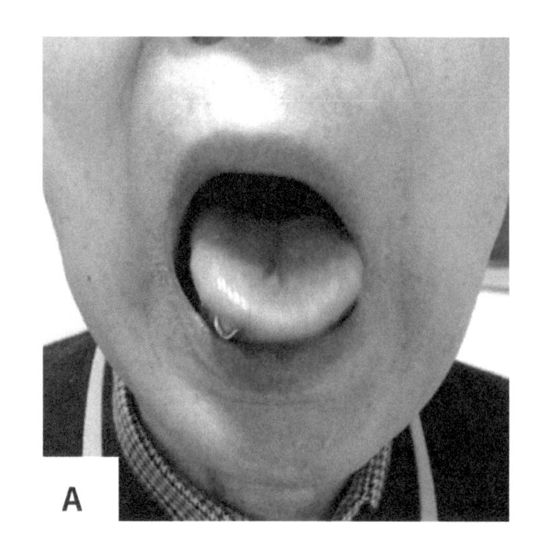

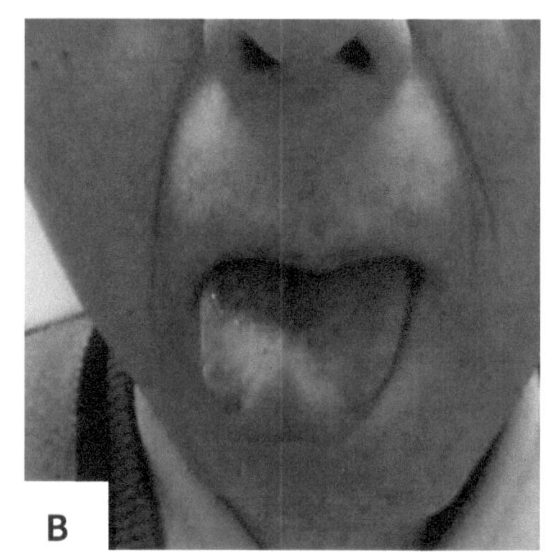

図2-9.挺舌時の所見

Aは分離は良いが、舌尖の変形が不十分で丸く力がない。舌縁形成も不十分である。

Bは分離が悪く、舌が下方へ挺舌されており、偏倚もある。舌縁形成も不十分である。

れらの運動は、感覚情報に基づいて微調整され、状況に応じて適応的に制御されている。摂食嚥下障害では、これらの舌の選択的運動が適切に行われないことがある。そのため、摂食嚥下障害のリハビリテーションでは、これらの舌の選択的運動を改善するための訓練も重要である。

7．評価の概要

舌の評価は、安静時と運動時で行う。安静時は視診と触診（**図2-7**）を行う。運動は範囲だけでなく形状変化ができるかも評価する。

安静時の初見として、**図2-8A**のように舌のボリュームが少なく、触診では抵抗感がない状態と**図2-8B**の様に舌のボリュームが局所的に集まり、触診では抵抗感がある状態がある。前者は典型的には筋萎縮性側索硬化症（Amyotrophic Lateral Sclerosis:ALS）であり、後者は典型的には仮性球麻痺で見受けられる。さらに前者は低緊張あるいは弛緩性といえ、後者は高緊張型で痙性である。

運動時の初見は、挺舌と左右上下運動の範囲と反復を見る。挺舌は舌がまっすぐ出せるかどうかが重要であり、舌尖が下方向に向いてしまう例は、下顎との分離が不十分であるといえる。また、舌の形状変化の評価では、最初は舌圧子を水平にもち、舌縁が形成されているかをみる。不十分な場合舌縁が丸みを帯びたままとなる。例として**図2-9**を示した。

次に舌圧子を縦にもち、舌尖のブレード形成と力を見ることが重要である。この時、舌尖が丸みを帯びたまま、舌圧子に力なく押し付けられるようであれば不十分である。また形状変化として、舌の凹みを作ってもらうことを指示することも必要となる。舌の後退運動に関しては、視診だけでなく舌をガーゼやグローブでつかみ後方へ移動してもらうことも重要である。あるいは舌の中央部にお

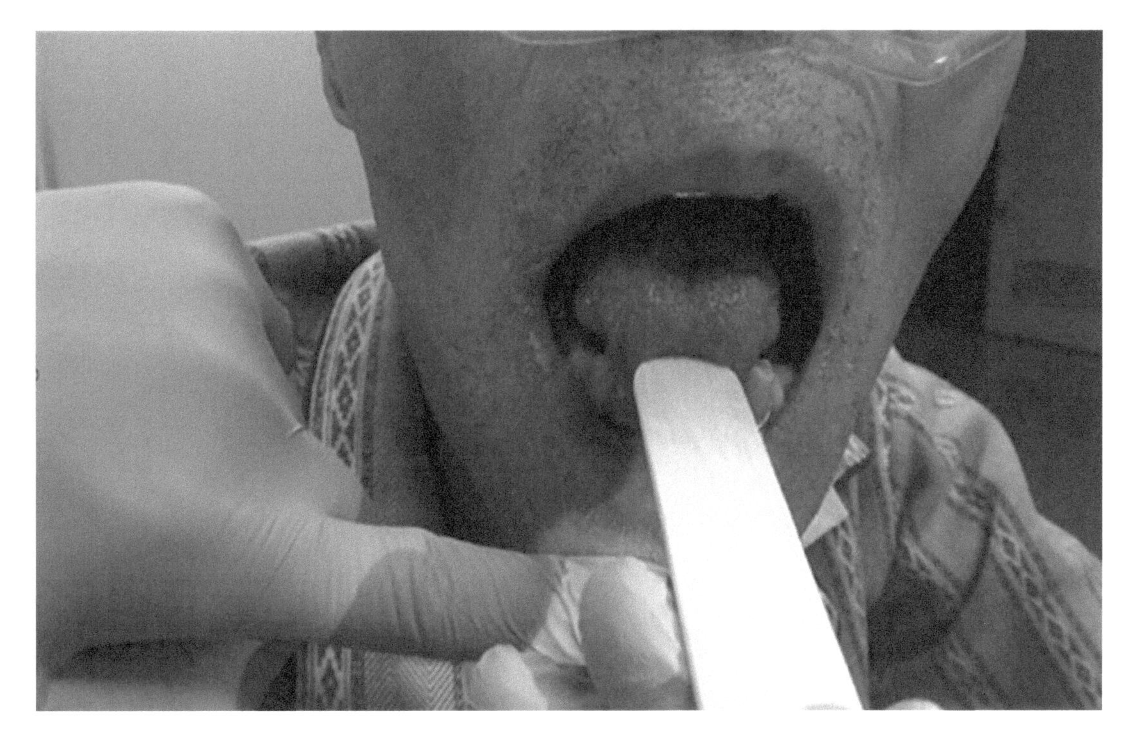

図2-10.舌縁形成の評価・訓練

いたガーゼを口蓋へ押し付けてもらった上で評価者が前方から引っ張り、患者に引き抜けないように保持してもらうような評価も有用である。さらに、評価者の指を吸ってもらうような運動により、舌の選択的な運動の評価が可能となる。以下、摂食嚥下障害における評価として筆者が行っている評価方法を項目として掲げる。これらの詳細は次の評価と訓練方法の中で詳細に述べる。

【安静時評価】

- **視診・触診：形状と筋緊張**

【運動時評価】

- **挺舌：舌縁・舌尖形成**
- **変形：舌の凹み形成**
- **舌後退運動：視診と舌後退運動への抵抗運動**
- **吸啜運動**
- **咀嚼運動**

8．舌運動の評価と訓練

8．1．舌縁形成の評価・訓練（図2-10）

評価・訓練は、舌圧子を水平にし、舌圧子の縁を舌で押す。細かい物を押し出そうとすると舌の接触する部分は、より平らになり収縮する。触れた形態に合わせようとする舌の特性を利用した訓練になる。押したときに「舌縁」が収縮しているかを視診評価する。この舌縁の形成により舌背上で食塊を保つことが出来る。

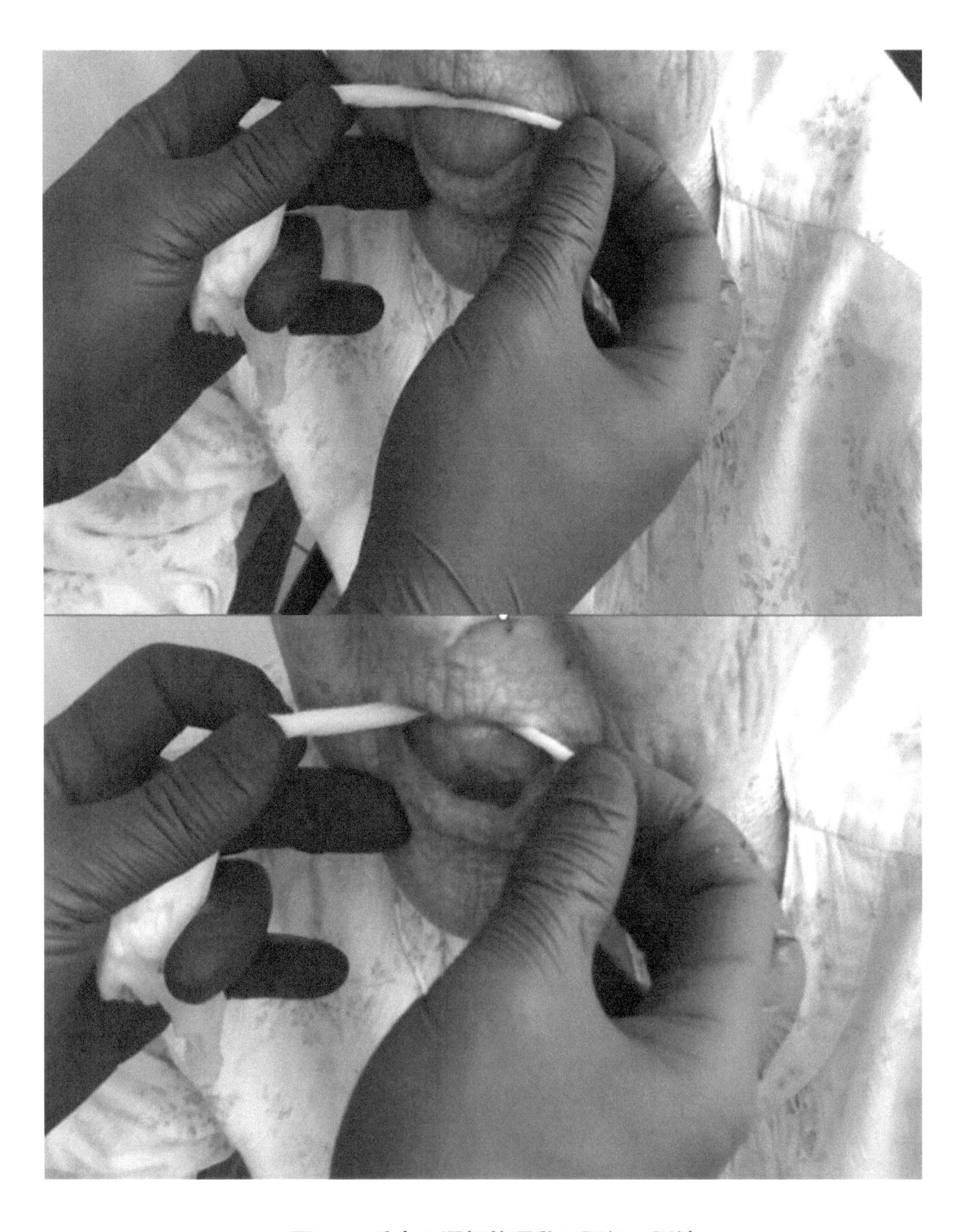

図2-11.舌尖の選択的運動の評価・訓練

8．2．舌尖の選択的運動の評価・訓練（図2-11）

細くしたガーゼを舌尖で歯茎に押し付けてもらう。更にガーゼを左右に動かし抵抗を加える。抵抗しようとすることで、舌尖の活動は高まる。もし、舌尖挙上が出来ない場合は、挺舌してもらい舌尖で細くしたガーゼをはじくように押してもらうことから導入をしていく。指示としては、「舌の先で細くしたガーゼを押し上げて下さい」などと説明し、舌尖を挙上してもらう。

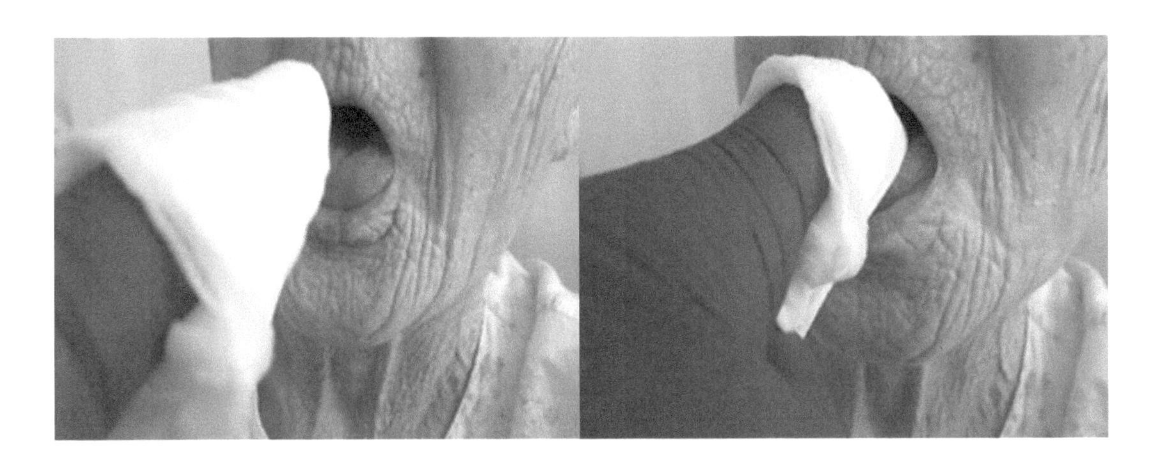

図2-12.舌中央の凹み形成の評価・訓練

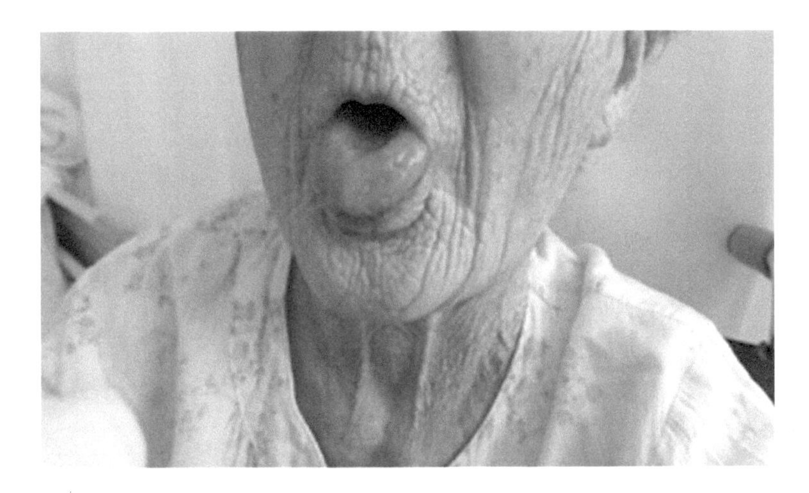

図2-13.訓練後の舌中央の凹み形成

８．３．舌中央の凹み形成の評価・訓練（図2-12）

セラピストの指を患者の舌背に置き、舌中央を押し潰すように圧を加える。患者に動きに合わせるように指示し、舌中央をくぼませる。その際、上に乗せている指に負けないように舌を口蓋に押し上げるように指示する。評価の目線は、訓練する前に、舌中央の凹みが形成されるのかも見る。前述したように、舌は触れるものに形態を合わせようとする特性がある。初めて訓練したときは見ることは難しいが、訓練を進めていくと舌の特性で触れる前に舌中央の凹みを形成する場合がある（**図2-13**）。舌中央の凹みを作ることで、嚥下時の口腔準備期、口腔期で重要な食塊の舌背上の保持をおこなうことが出来るようになる。この訓練、舌を押し上げることが出来ない場合は、後述の吸啜運動から誘導する。また注意事項として、噛まれないようにバイトブロックを使用することもある。

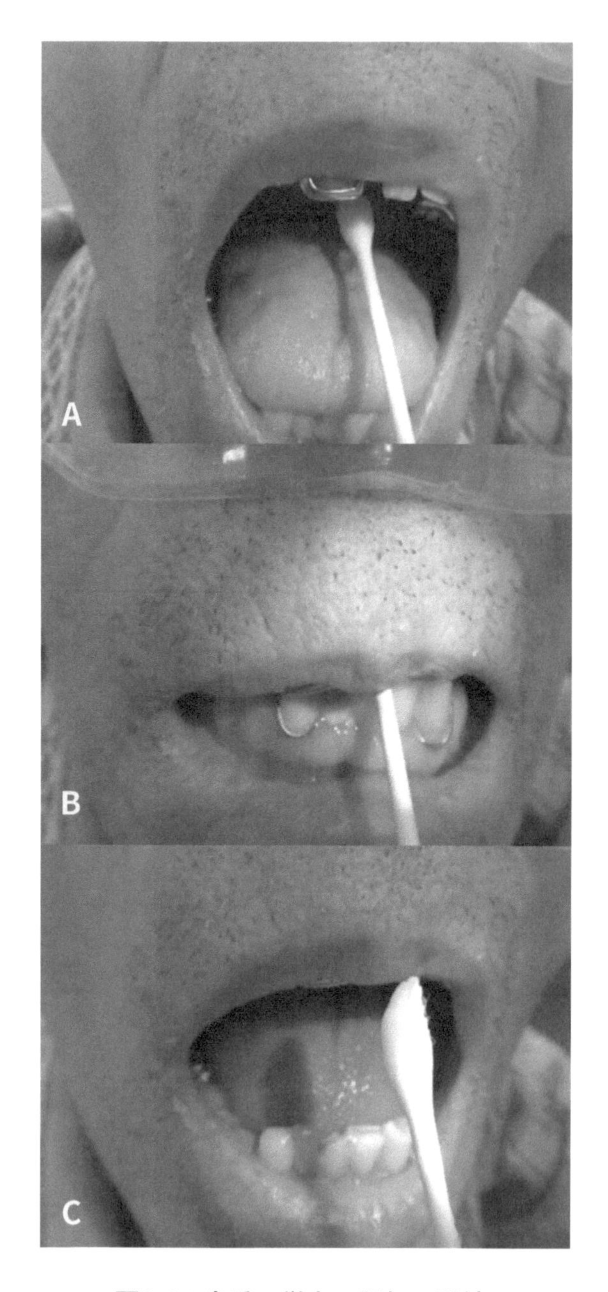

図2-14.奥舌の挙上の評価・訓練

8．4．奥舌の挙上の評価・訓練（図2-14）

奥舌の挙上は、K-methodを行う[8)]。具体的方法は、水で濡らした綿ティップを/ki/の構音点に置き、/ki/と発音してもらい、、奥舌で綿ティップを押し潰してもらう（**図2-14AB**）。奥舌挙上したまま染み出た水分は嚥下を促してもよい。綿ティップでは小さすぎる場合があるので、こちらも導入としては後述の吸啜運動から開始してみるのも方法の一つである。この訓練により、奥舌と軟口蓋の接地を促すことができる。この方法は、患者自身が綿ティップを潰せているかどうか目視することもフィードバックとして良い方法となる（**図2-14C**）。あくまで筆者の臨床経験上の話だが、舌圧測定で20kPa以上ない者

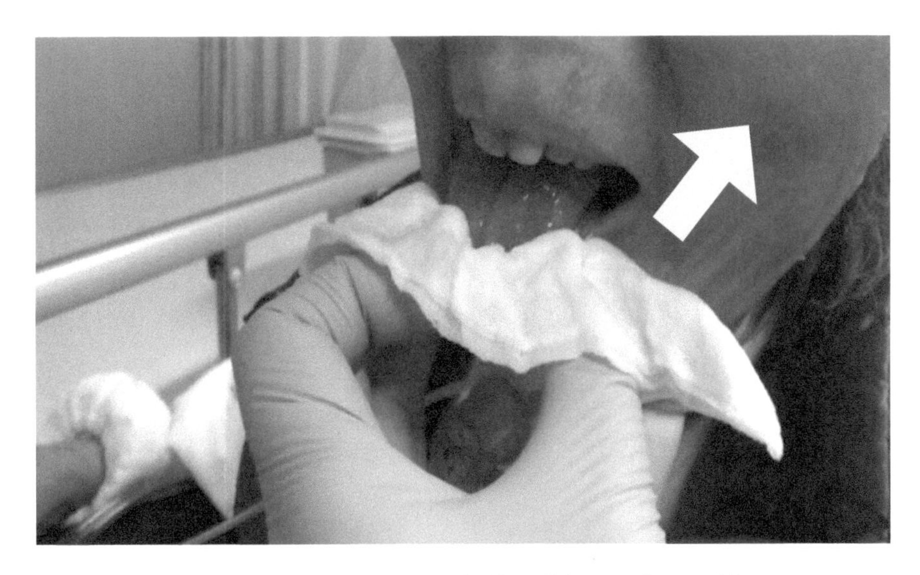

図2-15.舌後退運動（抵抗運動）の評価・訓練

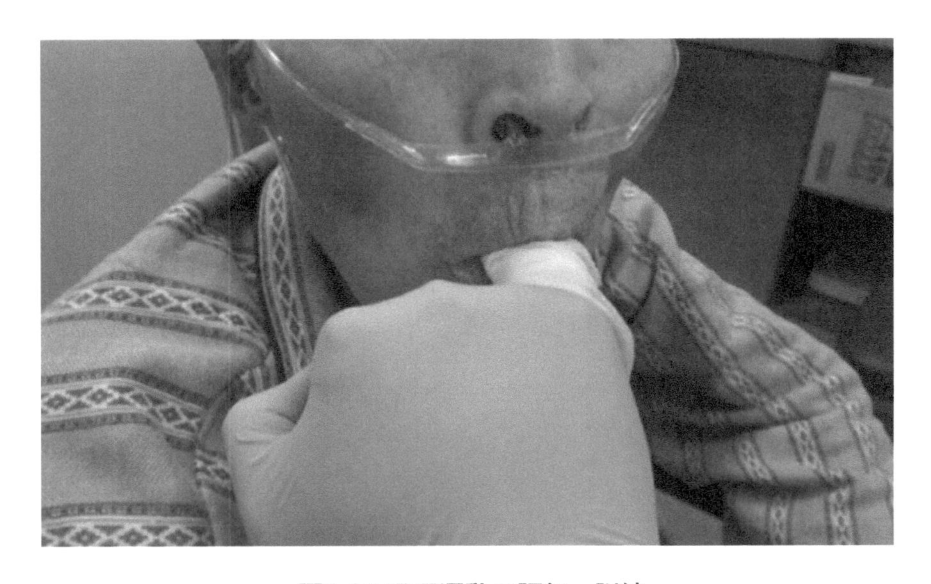

図2-16.吸啜運動の評価・訓練

は綿ティップを潰すことは難しい。

8．5．舌後退運動（抵抗運動）の評価・訓練（図2-15）

挺舌してもらいセラピストが舌を濡れたガーゼでつまみ3～5秒程度、保持した後、口頭指示にて舌の後退をしてもらう。後退の際、セラピストはつまんでいるガーゼを素早く放す。または、つまんだまま、舌を素早く後退してもらう。注意事項としては、痛みが出ないように優しくつまむようにすることと、舌後退するときは出来るだけ早く引っ込めてもらうように指示をすることである。

8．6．吸啜運動の評価・訓練（図2-16）

内容はセラピストの手指にガーゼを巻いて、患者の口腔内に入れ、舌の前後運動を促通していく方法となる。実際にセラピストは

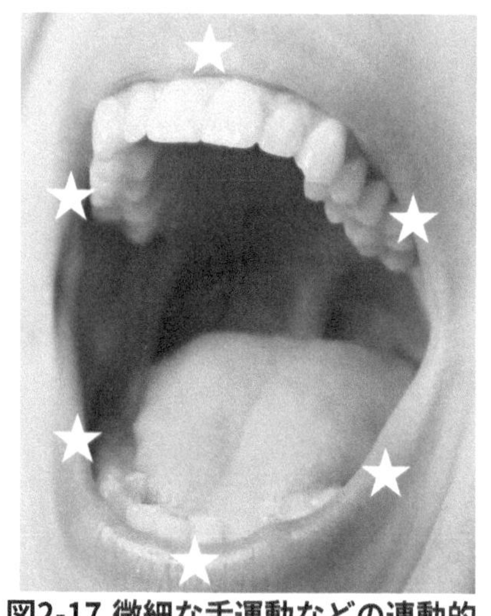

図2-17.微細な舌運動などの連動的運動の評価・訓練

★はガーゼ球をいれる場所、口腔前庭に挿入する。

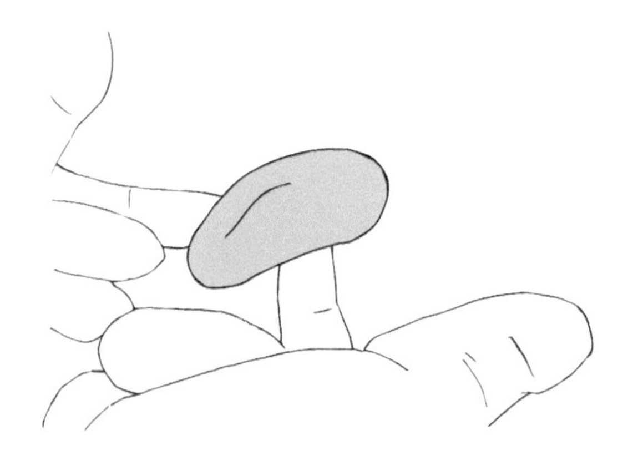

図2-18.舌の位置補正（概念）

口腔内に手指を入れるので圧の変化を感じることが出来る。最初は単純に押し潰す運動だけでよいが、次第に前後運動、波を打つような動きが出来るかに焦点をあてる。最初は上下の押し潰す運動から、「チュパチュパ」と吸ってみてくださいとわかりやすい提示をして前後運動へとつなげて行く。

8．7．咀嚼運動の評価・訓練

舌単体の運動だけではなく、他の部位である下顎、臼歯、頬、口唇との連動性も評価・訓練する。内容は、ガーゼ球を作り患者の臼歯の上に置き咀嚼をしてもらう。その後ガーゼ球を左右移動できるか指示をして見ていく。口唇を閉じて咀嚼可能か、口腔内移動できるか、食塊が形成できるか観察していく。評価の視点として、単純な上下運動のみの咀嚼様運動になっていないか見る。すりつぶす運動が出来ているか確認する。また左右の移動がスムーズにできているかも確認する。

8．8．口唇・頬の閉鎖の評価・訓練

舌以外の訓練方法にはなっているが、食塊の送り込みや口腔内保持の重要な訓練になる。口唇閉鎖が出来ていないと口腔外に圧が逃げる原因になる。また、頬の筋収縮が不十分である場合、口腔内の残留の原因にもなりえる。内容としてはセラピストが濡れガーゼを巻いた手指を口唇、頬の内側に入れ、患者が口唇・頬に力をいれ抵抗してもらう。直接手指で頬、口唇の筋抵抗を感じることも出来るため有効な訓練である。

8．9．微細な舌運動などの連動的運動の評価・訓練（図2-17）

舌単体の訓練ではないが、連動的運動の評価と訓練として以下の内容を行う。内容は、小さくしたガーゼ球を口腔前庭に入れ、頬、舌、口唇の運動で反対側の臼歯や口腔外へ移動させる訓練である。舌以外にも、下顎、頬、口唇の運動がスムーズに行えているか、あるいは連動して行えているかを確認する。具体的には、口腔前庭の前歯前上下、

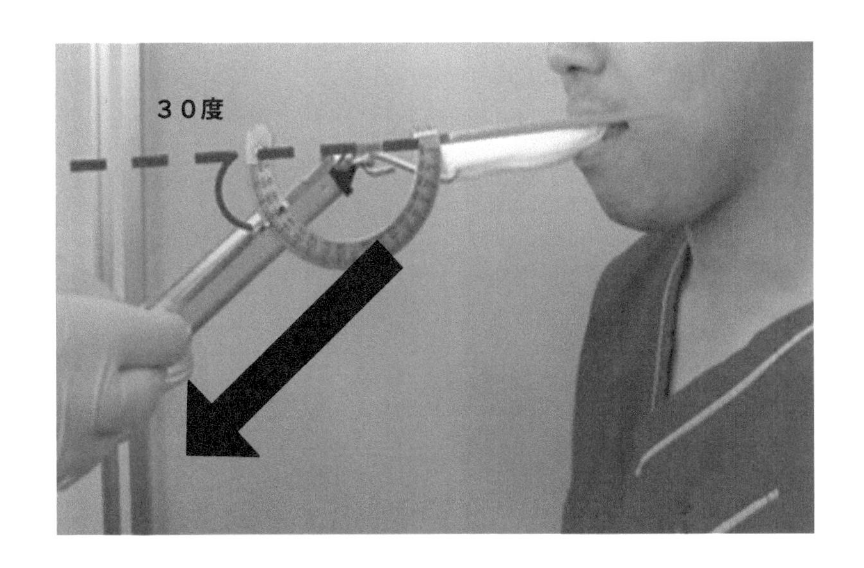

図2-19.ばねばかりを用いた簡易な舌口蓋接触トレーニング

左右上下臼歯外側の合計6ヵ所で順次ガーゼ球を使用して、ガーゼ球を取り出せるか評価・訓練する。

８．１０．舌の位置補正、ストレッチ

これは舌全体を持ち上げ、位置を補正することにより、舌運動の改善を目指すものである。**図2-18**に概念図を示す。口腔内の目視で咽頭後壁がよく観察されるような、舌全体が下方に偏倚している例が適用する[2]。舌のストレッチは第４章7.3も参照する。舌のストレッチは舌の筋緊張が高い場合に実施する。

８．１１．ばねばかりを用いた簡易な舌口蓋接触トレーニング（原法と変法）

これは南都らによって開発された訓練が原法である[9]（**図2-19**）。舌全体にかかるように濡れたガーゼを置き、硬口蓋と舌背全体でガーゼを挟んで保持してもらう。ばねばかりがあれば、30度の角度で牽引負荷は300ｇで行う。筆者は感染対策の観点から、ばねばかりは使用せずに、自分の手指で約300gとおもわれる程度で引っ張っている。

９．運動負荷量と頻度

実際にどの程度の負荷が、「舌」運動時には必要なのか舌に限局した結論は出ていない。筆者は、運動療法の基本に従い「最大負荷は80%程度、また筋力の低下が著しい人には出力の50%。それらの負荷で10回実施し3セット繰り返す」ことが基本的なアプローチ回数としている[10]。最大負荷の出力80%は対象者の全力で実施すれば良いが、50%の出力は舌圧測定などの測定器を使用することも方法の一つである。ただ、筋力の著しく低下した者は舌圧測定を実施しても20kPa以下の場合が多いため、抵抗運動までは至らず、自動運動が可能な程度、舌圧子に触れる程度である場合も実例では多い。ただ、訓練負荷や回数は各個人でオーダーメイ

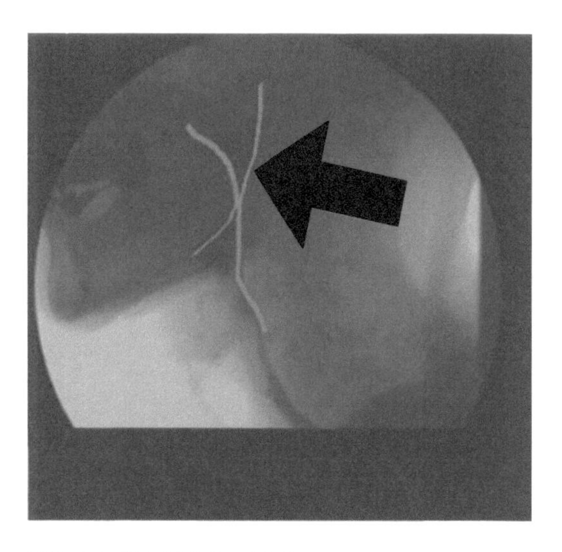

図2-20.嚥下造影：初回
グレーのラインは舌根部と咽頭後壁を示す。

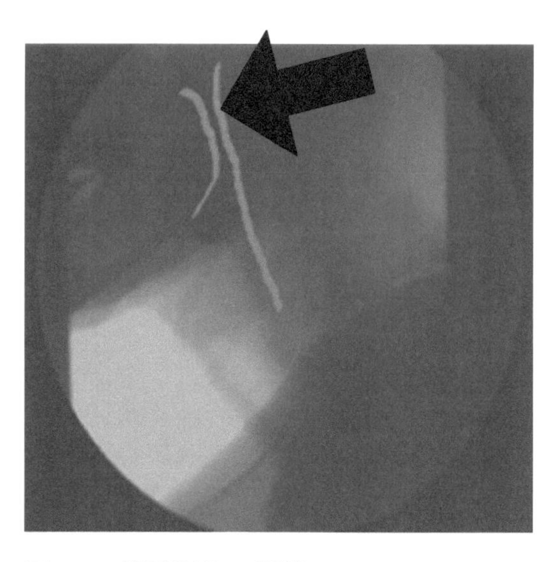

図2-21.嚥下造影：3週後
奥舌の後方移動が改善し、咽頭後壁との接地面積も大きくなっている。

ドする必要があり、全員同じ訓練負荷、回数ではないことに留意する。疾患では脳血管疾患に起因する場合は、訓練頻度が多い方が望ましいことが多い。この場合、1日1回の訓練よりも2回など多い方が有効である。ただ、神経難病などの場合対象者の耐久性を考慮する必要がある。

１０．症例

１０．１．症例

症例は80代の男性で、大腿骨頸部骨折後に誤嚥性肺炎を併発した。既往に慢性閉塞性肺疾患（Chronic Obstructive Pulmonary Disease：COPD）があり、軽度の認知症もあるが簡単な指示理解は可能であった。ADLは端坐位見守り、乗り移り全介助、食事動作自立であった。姿位としては円背強く、仰臥位困難であった。座位時頸部後屈になりやすい状態であった。介入時の食事形態は流動食であった。

１０．２．初回評価と初回嚥下造影

初回の嚥下造影を**図2-20**に示す。を咽頭期の一部、舌根と咽頭後壁の接地面が一点のみで接地面が狭いことがわかる（**図2-20**の矢印）。そのために圧が上から下に順に移行していないと推察した。中間地点の一点のみに圧が加わることで、食物は下にも移動するが、逆に上にも逆流移行している。軟口蓋挙上はされているが、舌自体の筋量の減少により、奥舌がやや下垂し咽頭腔も広くなっている。更に円背が強いことによって咽頭後壁が変位しているため、充分に閉鎖出来ていない状況である。嚥下造影時、単純な顎引き嚥下を行うと、咽頭後壁が垂直になり舌との接地面が拡大されるが、このような咽頭腔を狭める工夫をしても、舌根と咽頭後壁の接地する段階では、接地面積は変わらず一点に集中していた。

喉頭挙上は比較的良く、喉頭蓋基底部と披裂部の閉鎖も良い。問題は咽頭の一点に圧が加わり、上下に食塊が分離してしまうことである。接地出来ていない領域をどのように拡大するがポイントになると考えた。

１０．３．問題点の整理

以上から、中咽頭の一部でのみ収縮していることが問題で、逆に上咽頭、下咽頭では接地不良を起こしているともいえるだろう。この原因は舌の後退運動自体の不十分さにあると考え、舌根部の後方移動範囲の拡大が改善のカギを握ると判断した。

ただし、舌の後方移動範囲の改善を考えた場合重要なのが、前方領域の安定性と考えた。圧の話の時と同様に最も高い圧を有するのは前方領域であり次いで後方へと圧が低くなっていくことが重要である。また前方領域の安定性が低い場合、後方領域にも影響を及ぼし、症例のように一部分のみに力が加わる形にも成りかねないと考えた。

１０．４．結果

前述の舌に対する評価、訓練を３週間継続した。**図2-21**は訓練後の嚥下造影像である。訓練前に比べ、上咽頭、中咽頭での奥舌、舌根と咽頭後壁の接地面積は増えていることがわかる。これは前方での舌の安定性が高まり、舌後退運動も改善され、また、食塊の通過する時間も短縮されている。これは口腔内で正しく食塊に圧力を加えることが出来る様になったためと考える。

図2-21で見ると、上咽頭、下咽頭の舌接地が改善している。舌根部の後方移動による咽頭後壁への接地面積が完全に改善されたとは言えないが、結果として逆流は無くなり残渣も軽減していた。最終的に本症例は全粥食まで摂取できるよう改善した。

11． まとめ

ここまで、摂食嚥下障害の治療に必要な舌の評価と訓練を中心に述べた。これらは次章以降の喉頭、姿勢・体幹との相互作用があり、決して舌の評価や訓練のみを行わないように配慮する必要がある。これらが総体的に見ることができたときに、舌訓練に比重を置く場合、このような取り組みを行うことで患者の改善に寄与するものと筆者は考えている。

文献

１）椎名英貴：総説 運動障害性構音障害 (dysarthria) の臨床-脳卒中回復期を中心に. 言語聴覚研究, 11(1), 3-11, 2014.

２）樋口直樹　他：脳卒中後の構音障害への徒手的アプローチ. 三恵社, 2021.

３）Green JR, et al.：Tongue-surface movement patterns during speech and swallowing. The Journal of the Acoustical Society of America, 113(5), 2820-2833, 2003.

４）Palmer PM, et al.：, Quantitative contributions of the muscles of the tongue, floor-of-mouth, jaw, and velum to tongue-to-palate pressure generation, Journal of Speech Language and Hearing Research 51(4),828-35, 2008.

５）齋藤真由：咀嚼・嚥下障害に関する研究.　日本調理科学会誌, 43(5), 281-285, 2010.

６）Corbin-Lewis K. Liss, JM：摂食・嚥下メカニズム UPDATE―構造機能からみる新たな臨床への展開, 医歯薬出版, 2006.

７）Kent RD：The uniqueness of speech among motor systems. Clinical linguistics & phonetics, 18(6-8), 495-505, 2004.

８）藤島一郎　他：ナースのための摂食嚥下障害ガイドブック, 中央法規, 2005.

９）南都智紀　他：ばねばかりを用いた簡易な舌-口蓋接触トレーニングの開発―ばねばかりによる牽引負荷が舌圧に与える影響―，言語聴覚研究，15(62–70)，2018.

１０）Carr H：Stroke Rehabilitation : Guidelines for Exercise and Training to Optimize Motor Skill . Butterworth-Heinemann Ltd, 2002.

第3章

喉頭への徒手的アプローチ

（樋口直樹）

1．はじめに

多くの摂食嚥下障害に関わるセラピストは、喉頭あるいは舌骨周囲への徒手的アプローチを施行していることが多いのではないだろうか。ここで改めてこのような手技について触れる意義は、少なくとも視診、触診・触察、治療という一般的な運動障害領域で行われている流れについて、喉頭周囲に関しては特に臨床上の取り扱いが難しいと感じるからである。この章で示されるものは、他の章と同様筆者の経験から導かれたものであり、今後これを機会にさらなる発展を期待して記すものである。

ここでの徒手的治療は標準化しているものではなく、患者個々に合わせた対応の基礎となるものである。ある程度定式化できる部分もあれば、力の入れ方やセラピストの体格や力などの変数により定式化できない部分もあるため、結果として、治療手技には多くのバリエーションをもつことは容易に想像できる。このような変数は、エビデンス構築のための研究を考える上では除外されることが多いが、セラピストは誰でもできることと自身の経験値を向上することにより達成できることを区別し、後者においては常なる努力により治療成績が向上することを心する必要がある。

多くの患者に触れ、その治療において自身の身体が治療の道具として存分に発揮されるとき、リハビリテーションとしての本分に触れることができる。ここでは、摂食嚥下障害の治療の中核となる喉頭の徒手的アプローチとして、簡単な理論的背景に触れ、具体的手技について解説を加える。先に述べたように、これを入口として試行錯誤が必要であることを強調しておく。

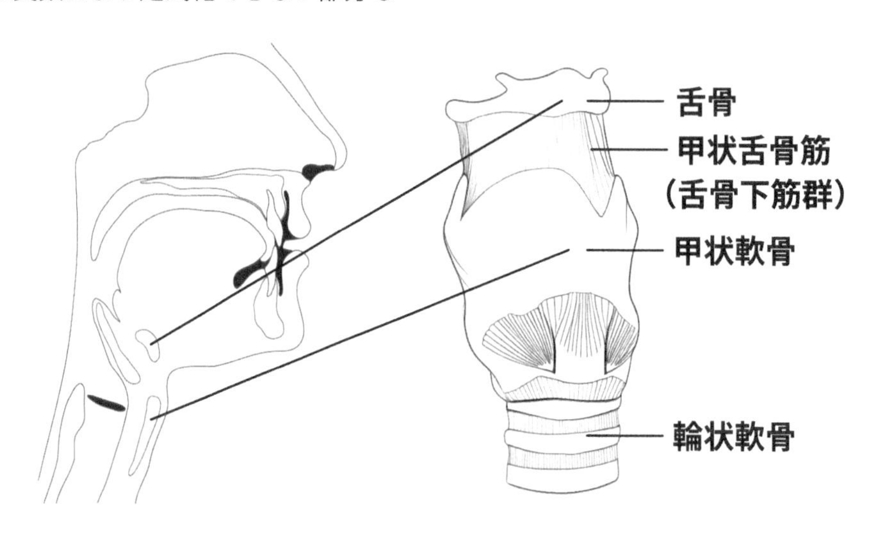

図3-1.喉頭周囲筋の解剖①

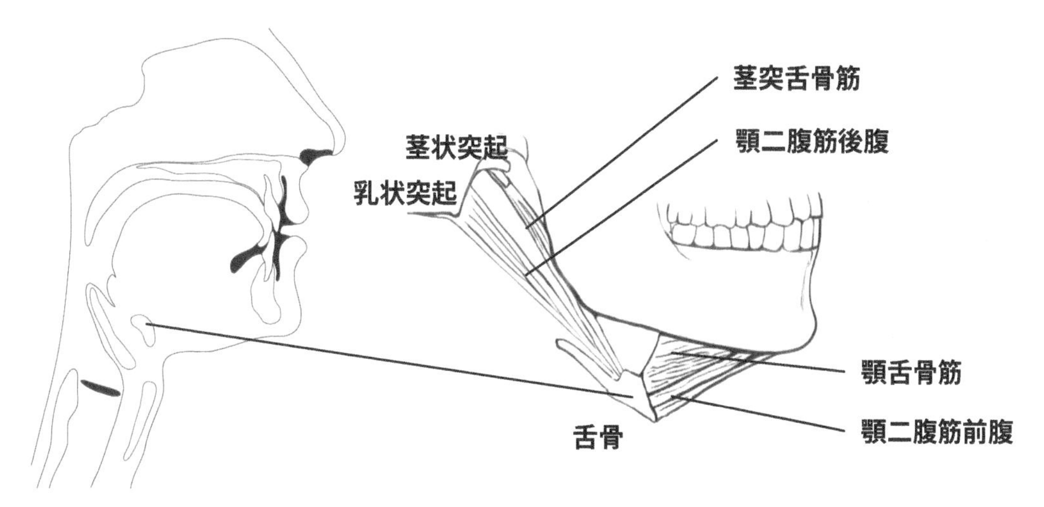

図3-2.喉頭周囲筋の解剖②
オトガイ舌骨筋は顎舌骨筋より内部に位置する。

2．喉頭周囲筋評価への視点

喉頭は甲状舌骨筋によって舌骨に吊り下げられた形状をしており、嚥下運動は関節運動とは違い、運動軸はやや不安定である。喉頭挙上の鍵となる舌骨の嚥下時運動軌跡の個人差は大きく、体格や性別による影響をうけることが示唆されている[1]。これに影響する因子として、頸椎の構造と下顎の大きさなどを考えると、その影響は容易に想像ができるであろう。対して、喉頭挙上においては上前方への移動ベクトルは、健常者では個人差が小さい。また、喉頭挙上に関しては、特にその移動距離は年齢に影響を受けず、加齢による喉頭位置の下垂を代償できていないことが問題であることが指摘されている[2]。

喉頭周囲の筋群（外喉頭筋）は、舌骨を境に舌骨上筋群と舌骨下筋群が重要であることはよく知られている。喉頭挙上は舌骨上筋と甲状舌骨筋の収縮、そして甲状舌骨筋以外の舌骨下筋群の弛緩によってもたらされる。嚥下障害においてはこれらの筋の状態異常や異常な姿勢による影響が報告されており、この本を手にしている読者の興味もここにあるであろう[3)4)]。

ここで解剖学的位置関係をみておく。**図3-1**に舌骨と甲状軟骨の位置関係を示し、**図3-2**で舌骨上筋群を示す。舌骨より上部の筋は舌骨上筋群と呼ばれ、それぞれ舌骨よりオトガイに走行する筋は顎舌骨筋、顎二腹筋前腹、図では隠れているがオトガイ舌骨筋がある。また、舌骨より背部に走行するのは、茎突舌骨筋、顎二腹筋後腹である。**図3-3**では舌骨下筋群と頸部支持筋および呼吸補助筋を示している。それぞれ、舌骨下筋には、甲状舌骨筋、胸骨舌骨筋、肩甲舌骨筋上腹・下腹、胸骨甲状筋がある。舌骨下筋の働きは、開口時などでおこなわれる舌骨の固定と嚥下反射や発声時に喉頭および舌骨を引き下げる役割をもつ。また、本章では頸部支持筋のうち、胸鎖乳突筋を取り上げ、加えて呼吸補助筋のうち、斜角筋群（前斜角筋・中斜角筋）を喉頭の運動に影響を与える筋とし、喉頭周囲筋の一部として取り扱う。

ここで考えられる喉頭周囲筋、すなわち胸鎖乳突筋・斜角筋群、舌骨上筋群（ここでは便宜上甲状舌骨筋を含むものとする）の嚥下時の状態異常としては**表3**のパターンが考えられる（概念図を**図3-4**に示す）。

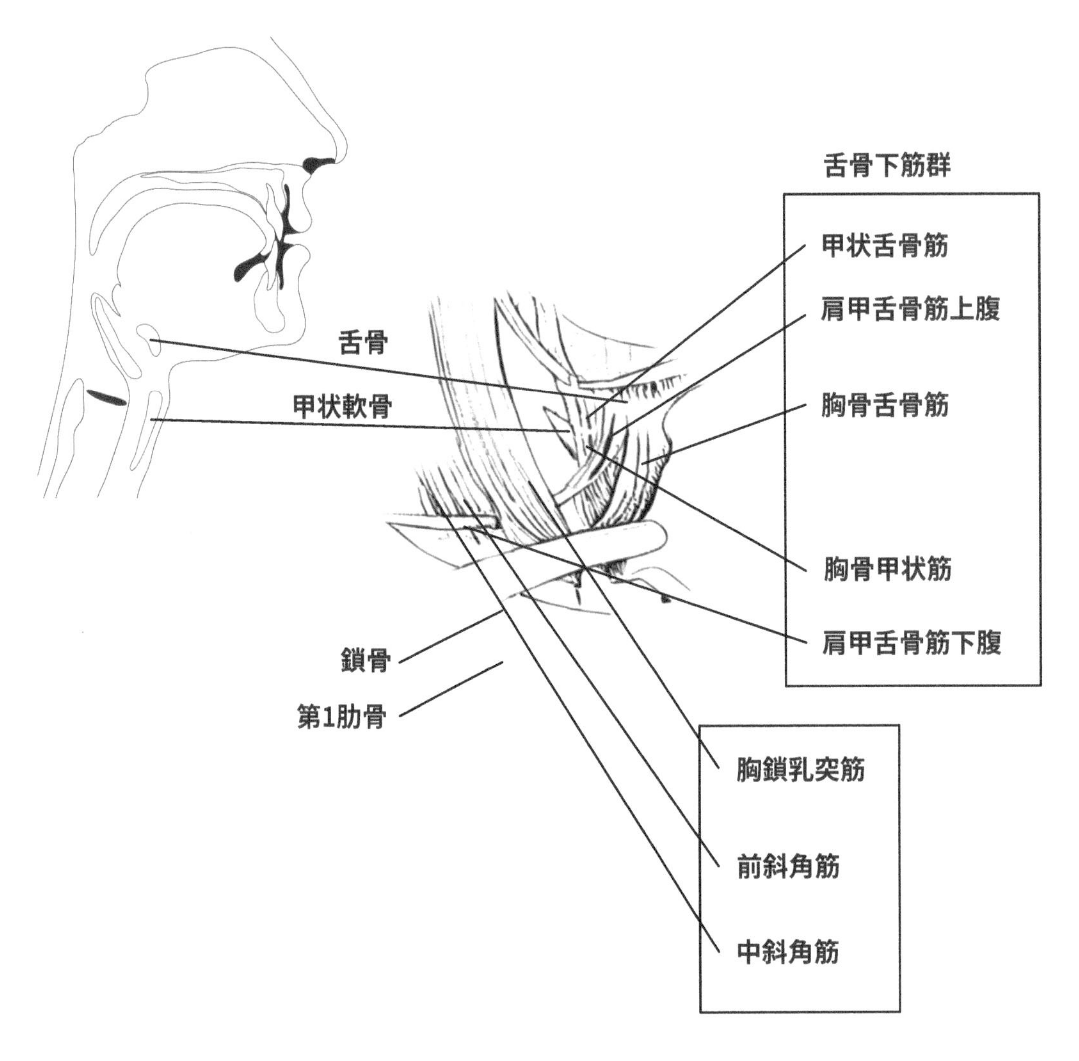

図3-3.喉頭周囲筋③

表3.喉頭周囲筋の筋緊張のパターン

	舌骨上筋	胸鎖乳突筋・斜角筋・舌骨下筋
パターン①	低緊張	問題なし
パターン②	低緊張	過緊張
パターン③	低緊張	低緊張
パターン④	過緊張	問題なし
パターン⑤	過緊張	過緊張
パターン⑥	過緊張	低緊張

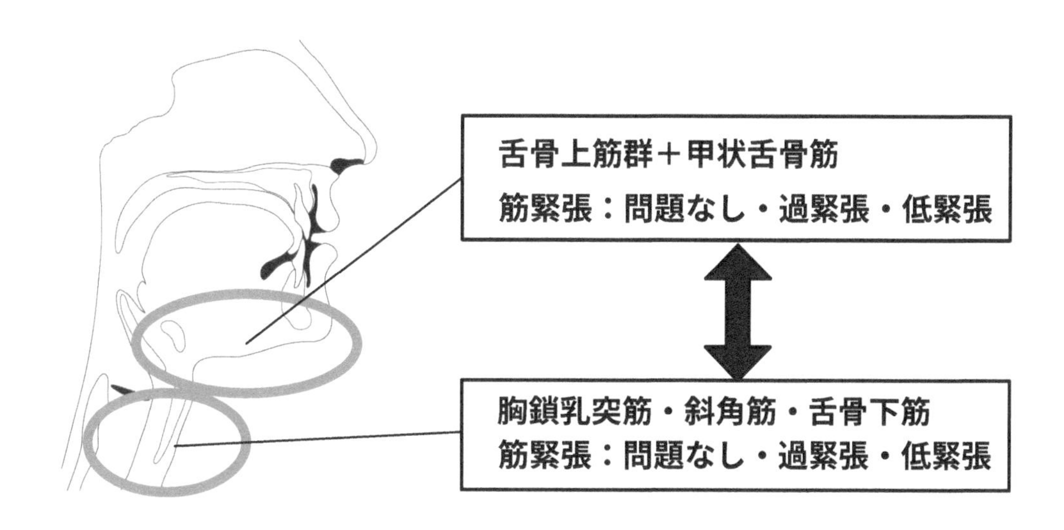

図3-4.喉頭周囲筋の筋緊張評価の概念図

表3のパターン①から⑥において、①から③までの舌骨上筋の低緊張状態は、絶食による廃用や筋萎縮性側索硬化症、脳血管障害後で見受けられる病態である。対して、パターン④は脳血管障害後の長期臥床症例で見受けられ、喉頭位置では高位となることが多い[5)]。パターン②あるいは⑤の胸鎖乳突筋・斜角筋群・舌骨下筋群の過緊張は、後述する慢性閉塞性肺疾患（以後COPD）や新型コロナ感染症後遺症、脳血管障害後などが起因する慢性的誤嚥性肺炎で見受けられる状態である。近年、呼吸器疾患をベースとする摂食嚥下障害が増加しているため、パターン②および⑤の状態が増加していることが推察できる。パターン③の状態は円背で筋が伸張し、筋緊張が低いケースが多い。パターン①から③の状態では喉頭は下垂するが、パターン⑤の状態においても喉頭は下垂する。それは胸鎖乳突筋・斜角筋群は舌骨上筋と比較して筋出力が大きくなるためである。

ここで個々の病態の特徴を簡単に列挙しておく。COPDにおいては摂食嚥下障害の併発が高頻度におこることが報告されている。その頻度はおよそ半数で有意な摂食嚥下障害を認めたという報告もある[6)]。その原因としては、肺の過膨張やサルコペニアの問題など多様な病理を背景としているとされ、結果としてCOPDの摂食嚥下障害は難治となることが多く経験される。具体的には、輪状咽頭筋の弛緩に対応する気道閉鎖の延長から嚥下時の呼吸パターンの異常、肺の過膨張や胸鎖乳突筋や呼吸補助筋の肥大などにより喉頭挙上が不十分になりやすいことが指摘されている[7)]。特に呼吸パターンと嚥下の関係では、通常呼気相で嚥下反射が起こるものがCOPDでは吸気相嚥下となることが問題となり、誤嚥の頻度の増大や治療のしにくさにつながっている。

その他の呼吸器疾患関連の嚥下障害としては、新型コロナ感染症による呼吸器の問題が継続し、なおかつ嚥下障害を併発する場合が経験されており、現在も対応が継続している。新型コロナ感染症と嚥下障害の関係性では、神経筋疾患の合併[8)]が指摘されている。状態としては呼吸器障害の程度により様々であるが、重症の場合、嚥下障害の併発が多く、呼吸のタイミングの問題と咳反射の消失による不顕性誤嚥が主たる問題となると報告されている[9)]。COPDとの違いは、神経筋疾患の側面を併せ持つことで、迷走神経を含む末梢神経障害からCOPDよりも不顕性誤嚥が目立つ症例が多く、治療に難渋するこ

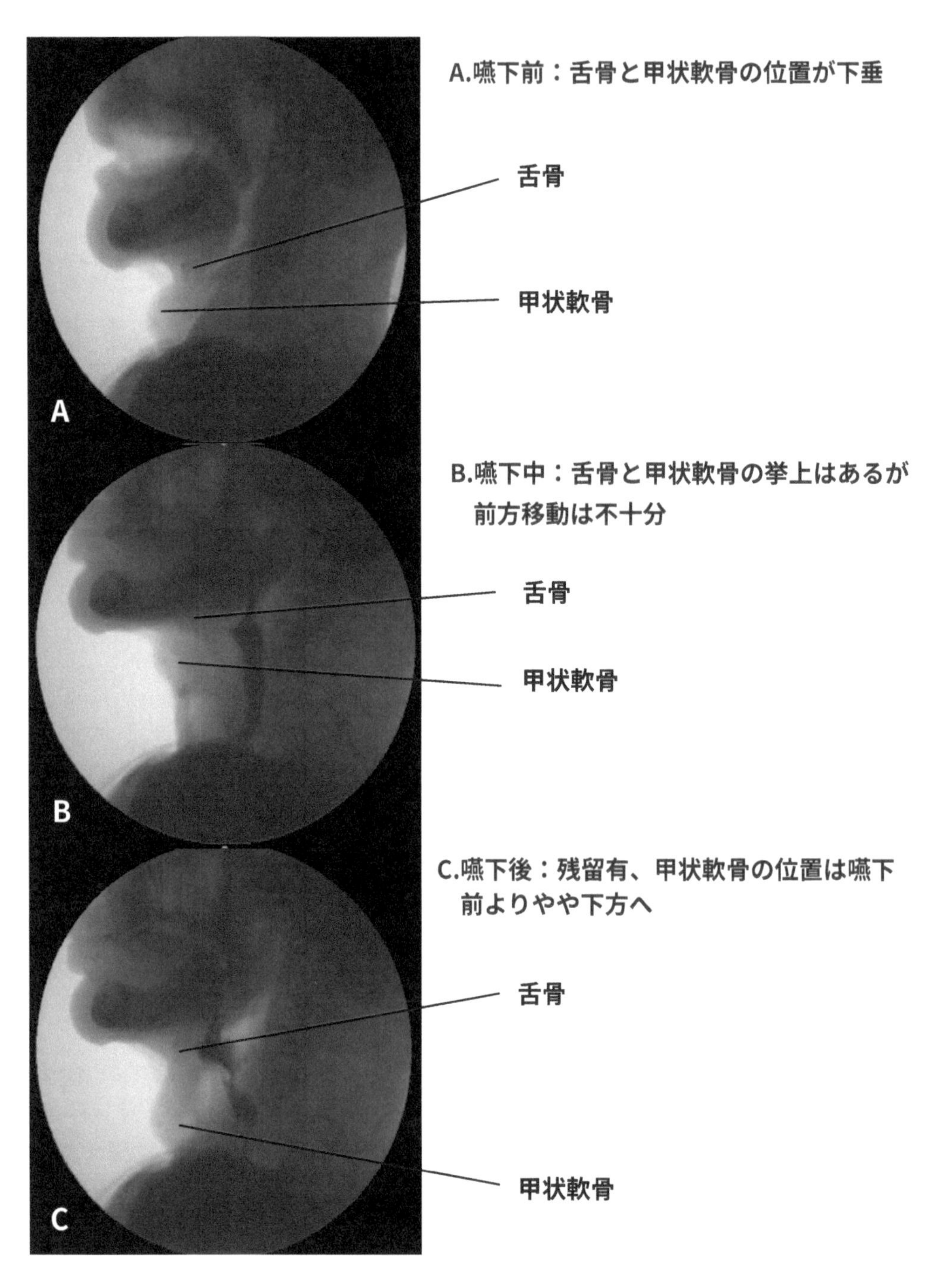

図3-5.症例の嚥下造影

とが非常に多い。

また、脳血管障害後などで慢性的に誤嚥性肺炎を繰り返す症例は新型コロナ感染症蔓延前より多く経験されている。**図3-5**は慢性的に誤嚥性肺炎を繰り返していた症例の嚥下造影画像である。触診（後述）では、パターン②の筋の状態、つまり舌骨上筋が低緊張状態、胸鎖乳突筋などの筋は過緊張状態であった。その結果、喉頭は下垂し、嚥下時クリアランス能の低下や気道侵入・誤嚥につながっていた。このように、喉頭の下垂が舌骨下筋群の過緊張により装飾されている場

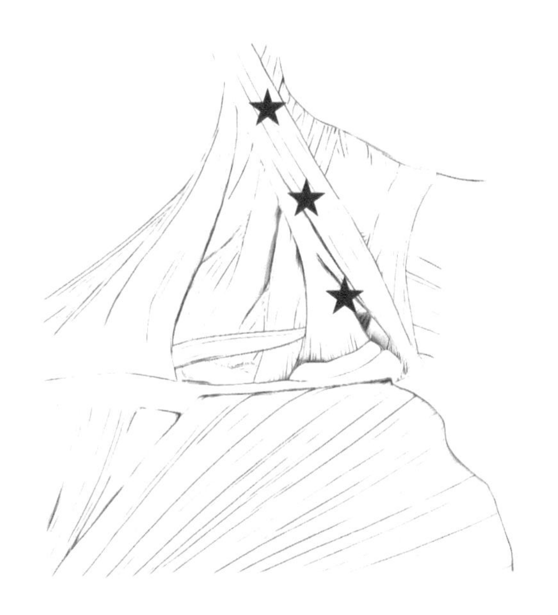

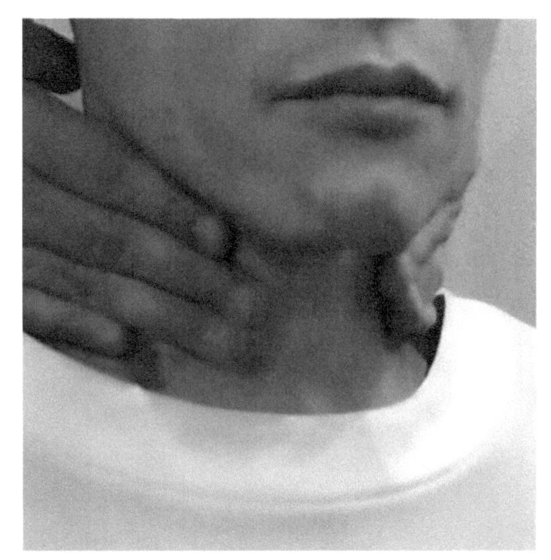

図3-6.胸鎖乳突筋の触診

合、この過緊張状態の除去を行わないと喉頭挙上の訓練として推奨されているものも効果を発揮しにくいばかりか、場合によってはさらに喉頭を引き下げる結果となることもありえる。

新型コロナ感染症蔓延前、摂食嚥下障害の臨床は脳血管障害後の誤嚥性肺炎の予防という部分に焦点が当てられていた。脳血管障害での呼吸器疾患の合併は二次的であり、脳血管障害後の摂食嚥下障害の治療において喉頭周囲筋の触診はそこまで重要ではなかった。つまり、脳血管障害によって呼吸関連筋の痙性や弛緩性という安静時筋緊張異常、つまり呼吸器の運動麻痺は基本的には認められないからである。その意味では、本章の観点は、新型コロナ感染症後の臨床で焦点を当てるべき観点として喉頭周囲筋の触診をつけくわえようとするものである。

その他、神経筋疾患の合併症では、パーキンソン病における頸部固縮や頸部体幹筋の固縮による高度の頸部屈曲（首下がり）、体幹の前方屈曲（カンプトコルミア）や側彎といった特徴的姿勢がある。この状態は進行期にみられることが多いが、このような場合も喉頭周囲筋の触診が必要となる。ALSにみられる嚥下障害では、嚥下関連筋や頸部、呼吸筋の筋力低下が並行的に進行する[10)]。この場合も喉頭周囲筋の触診が重要となるだろう。

３．喉頭周囲筋の触診

３．１．胸鎖乳突筋（図3-6）

第一に大きな頸部の支持筋である胸鎖乳突筋の触診をおこなう。触診の基本は指でつままず、指の腹の部分で筋の状態を感じることである。胸鎖乳突筋は、胸骨柄と鎖骨近位部から起始し、側頭骨の乳様突起に停止する。神経支配は副神経である。起始部、中間部、停止部を触り分け、特に中間部の筋の状態を触知する。体格、姿勢との関係で過緊張・低緊張状態や短縮などが起こりえる。

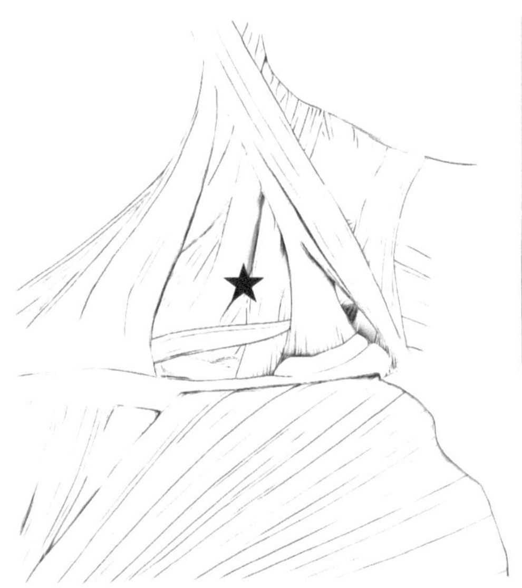

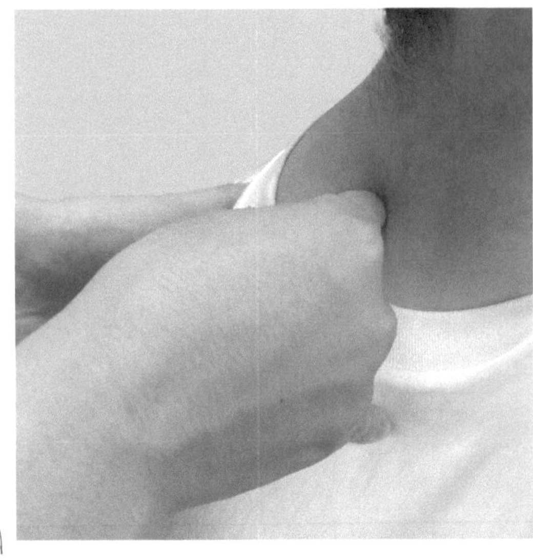

図3-7.斜角筋群の触診

３．２．斜角筋群（図3-7）・舌骨下筋群

次に斜角筋群の触診を行う。斜角筋は胸鎖乳突筋とともに、呼吸の障害がある場合筋緊張が変化しやすい。斜角筋は、前斜角筋、中斜角筋、後斜角筋であり、ここでは前斜角筋および、中斜角筋を評価する。前斜角筋の起始は第3頸椎から第6頸椎、停止は第1肋骨である。中斜角筋の起始は第1頸椎から第7頸椎、停止は第1肋骨である。神経支配は頸神経である。触診は胸鎖乳突筋を避け、中腹を軽く圧迫することにより評価する。舌骨下筋の触診はやや困難であり、臨床的にはスキップしてよい。

３．３．舌骨上筋群、甲状舌骨筋

次に舌骨上筋の触診を行う。舌骨上筋群および舌骨下筋群において、喉頭挙上の主たる筋は、甲状舌骨筋とオトガイ舌骨筋、顎二腹筋の前腹である。それぞれ、甲状舌骨筋の起始は甲状軟骨、停止は舌骨舌骨体下部、大角後面で、神経支配は頸神経ワナの甲状舌骨筋枝である。オトガイ舌骨筋の起始は下顎骨のオトガイ棘、停止は舌骨体前面で顎から舌骨に向かう広い筋であり、支配神経は舌下神経である。顎二腹筋の前腹は下顎骨内側下方、停止は舌骨小角で顎から舌骨に2本の細い筋が走行しており、神経支配は三叉神経第3枝分枝である。

舌骨上筋群は基本的には深部の筋であり、表層には広頸筋がある。広頸筋の筋層は薄く、皮筋としては最大のものである。広頸筋の起始は下顎骨下縁で停止は頸部・上胸部の皮膚である。神経支配は顔面神経である。この筋は前頸部を広く覆う形となっており、舌骨上筋、下筋ともにやや深部に位置するため、筋走行をイメージしながら表層ではなく少し深く指を入れることを心掛ける必要がある。その意味では胸鎖乳突筋と違い、まずはオトガイから舌骨間に指を横方向で触れ、筋全体の緊張状態を把握する（**図3-8**）。

次にオトガイ舌骨筋の触診を行う（**図3-9**）。オトガイ舌骨筋は顎舌骨筋の上にあり、触診は顎下面正中、オトガイ部から舌骨までの中間点を、垂直に指で触れて行う。嚥下反射の瞬間、健常では筋が短縮し、盛り上げる様子か触診できる。異常例では、安静時も張りがなく、嚥下時もほとんど筋の張り

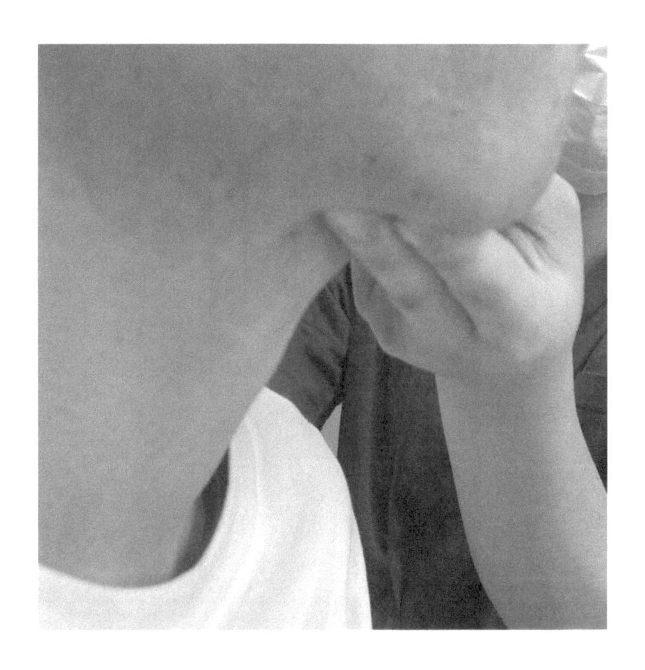

図3-8.舌骨上筋群の触診：全体

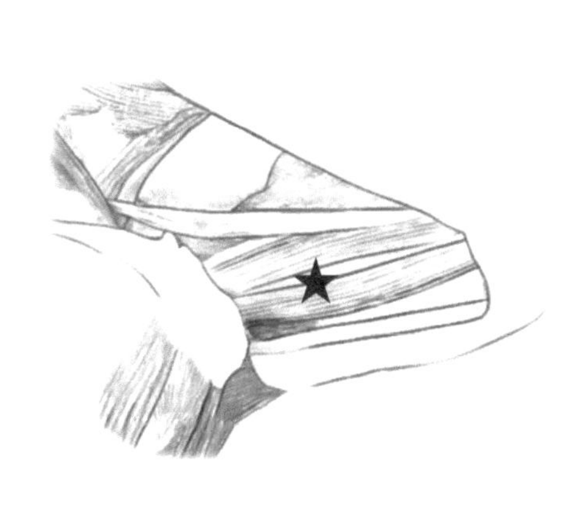

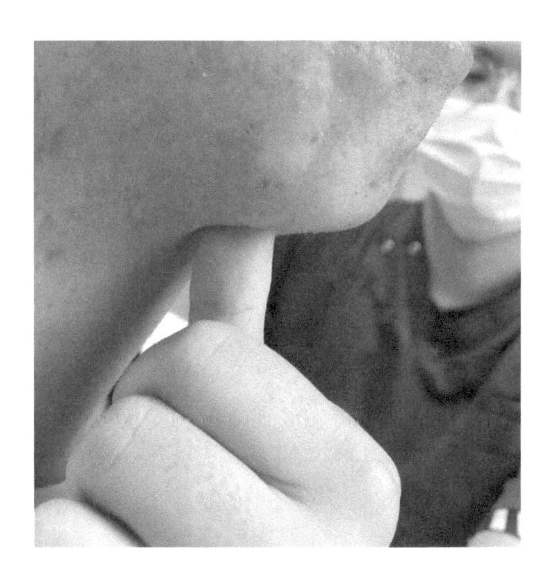

図3-9.オトガイ舌骨筋の触診

左の解剖の図では顎舌骨筋を省いている。

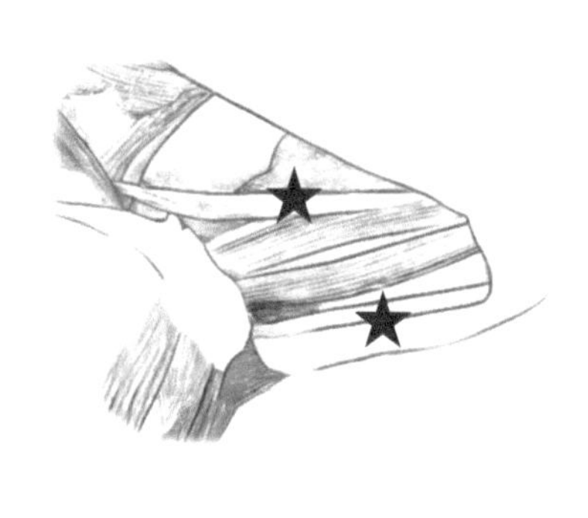

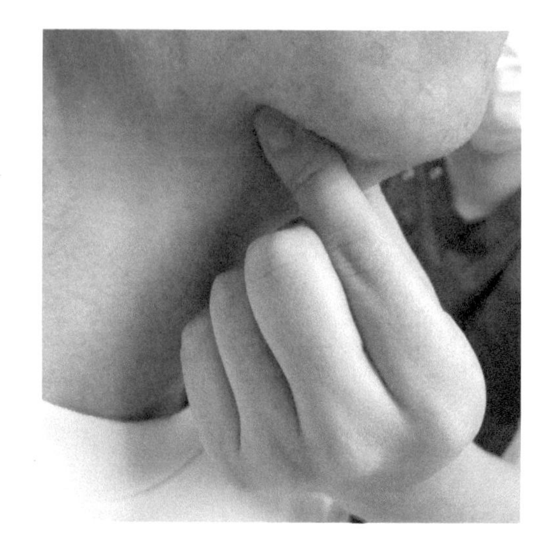

図3-10.顎二腹筋前腹の触診

左の解剖の図では顎舌骨筋を省いている。

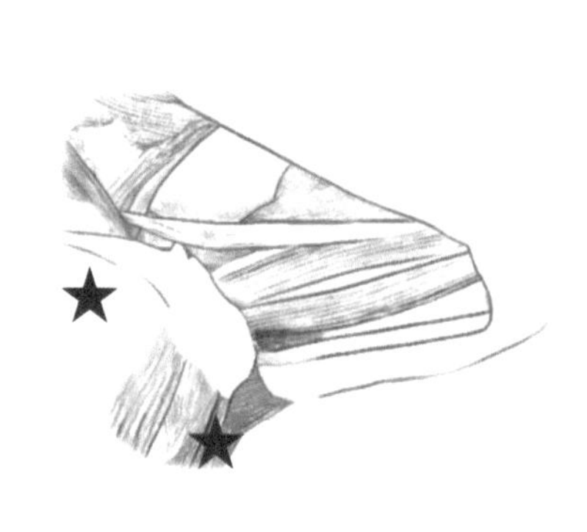

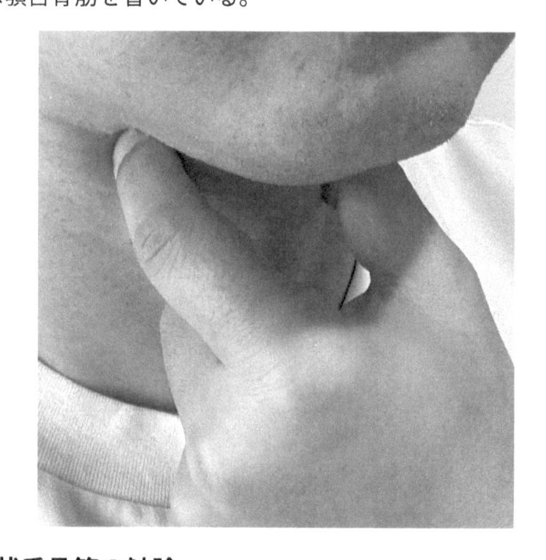

図3-11.甲状舌骨筋の触診

を感じない場合がある。あるいは安静時も筋の緊張状態が高く、嚥下時に筋の盛り上がりがほとんど感じられない状態であるのも異常が生じている場合が多い。

顎二腹筋の前腹の触診は顎から舌骨に向けて母指と示指で触診する（**図3-10**）。嚥下反射時盛り上がるが、オトガイ舌骨筋よりも盛り上がりは少ない。異常例では張りもなく、嚥下反射時の盛り上がりも少ない。

甲状舌骨筋の触診は、まず舌骨の位置と甲状軟骨の位置を確認し、その間隙にそって指をいれる（**図3-11**）。深く入れる必要はなく、その間隙に左右差があるかどうかを把握することが重要である。これは後述の喉頭挙上の左右の偏倚に関連する。健常であれば、嚥下反射時舌骨と甲状軟骨の間隙が極めて小さくなる。異常例では、舌骨・甲状軟骨間の間隙が大きく、筋の張りがなく、嚥下反射時間隙が小さくならない。

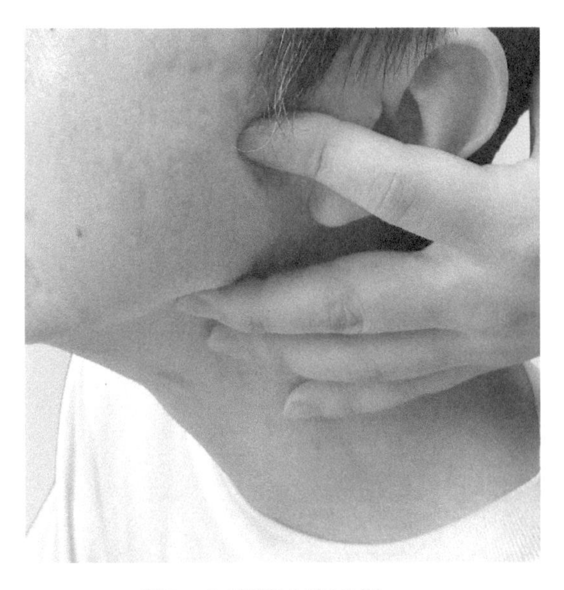

図3-12.下顎の安定性

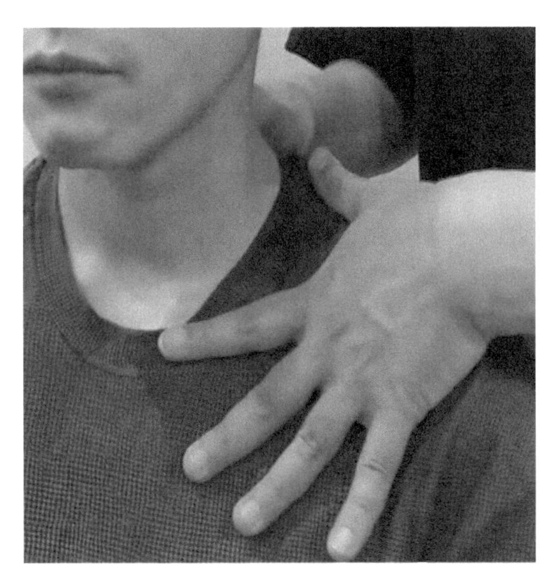

図3-13.呼吸筋の触診

３．４．下顎の安定性（図3-12）

次に下顎の安定性を見る。下顎の安定は、顎の下顎角の部位を指の腹で触知し、軽く咀嚼してもらう。この部位はちょうど咬筋が走行している部位であり、その筋収縮と咀嚼時の下顎の動きに左右差がないか把握しておく。下顎の安定は舌骨上筋群の働きに大きな影響を与える部位であり、口腔内視診を行い、咬合なども重要な情報となる。治療としてのターゲット筋は咬筋であり、その緊張状態の触知を十分におこない、安静時や運動時の左右差との関係を把握することが特に重要である。（第2章８.7.も参照）

３．５．呼吸筋（図3-13）

次に呼吸筋の触診をおこなう。安静時呼吸の際の胸郭の動きは視診とともに手掌を胸郭に置き動きを触診する。次に嚥下時の評価においても、胸郭への触診を行い、吸気時嚥下となっていないかを評価する。頸部聴診法を組合せ、嚥下前後の呼吸音を聴くことも重要である。私見ではあるが嚥下音の評価よりも嚥下前後の呼吸音が重要であり、誤嚥などは嚥下音で判断することは難しい。

３．６．触診の留意事項

以上のような触診は、前章での舌の状態、次章での姿勢と体幹の状態の評価と組合せ、どのような状態が、異常所見を軽減するかを常に触診して把握する必要がある。

４．喉頭周囲筋の治療

４．１．喉頭周囲の筋緊張の緩め方

喉頭周囲筋の筋緊張が高い場合（**表3**参照）、ストレッチなど様々な方法で筋緊張を緩める必要があるが、ここでは即効性のある手技として筋膜リリース、トリガーポイント刺激を取り上げる。筋膜リリースの理論的背景は割愛するが、手技として手掌の部分や手指の腹の部分を用い、数秒圧迫し、リリースする手技である。圧迫としては強すぎず、弱すぎない圧で加える。患者の皮膚と一体に

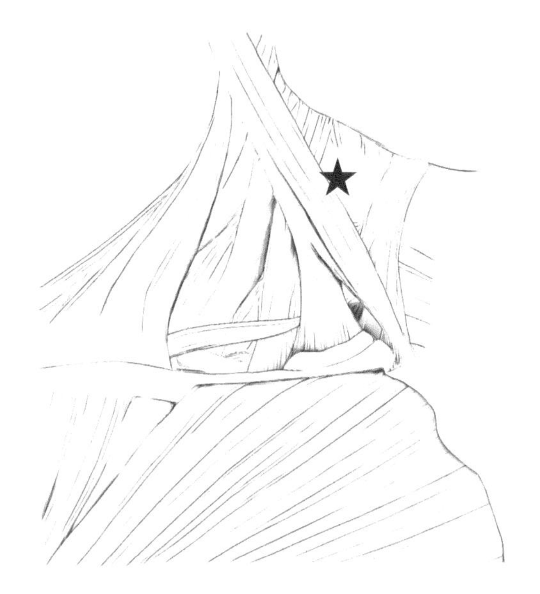

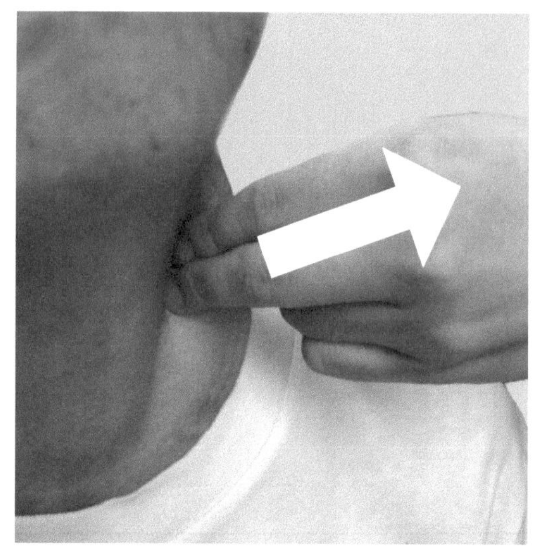

図3-14.胸鎖乳突筋のトリガーポイント

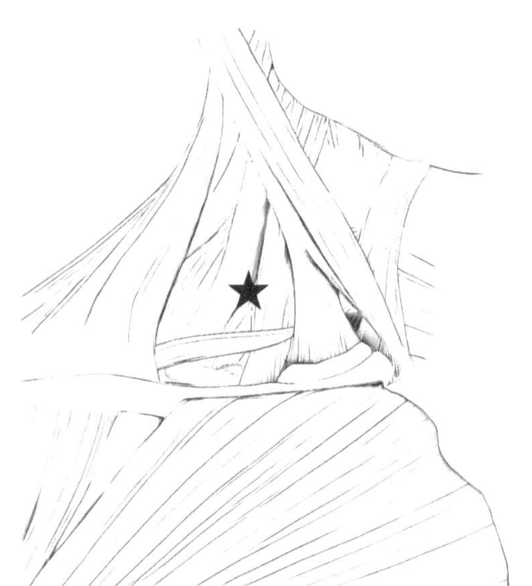

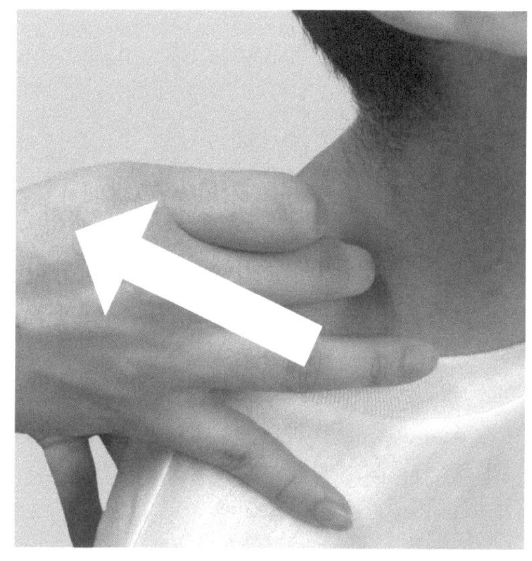

図3-15.斜角筋群のトリガーポイント

なるような触り方であるのが理想である。
トリガーポイントは硬結点とされるもので、筋におけるしこりのようなものである、このポイントは筋緊張が高い場合に存在し、このポイントに関しては数秒ある程度高い圧迫を加える必要がある。トリガーポイントは触診と治療を一体とする。トリガーポイントもなるべく指のやわらかい部分で圧迫することが望ましい。

①胸鎖乳突筋（パターン②⑤）

筋膜リリースは座位で行う場合、評価と同様に胸鎖乳突筋を包むように圧迫しリリースする（方法は**図3-6**参照）。
トリガーポイントは中腹部内側に位置するため、甲状軟骨と胸鎖乳突筋の間に垂

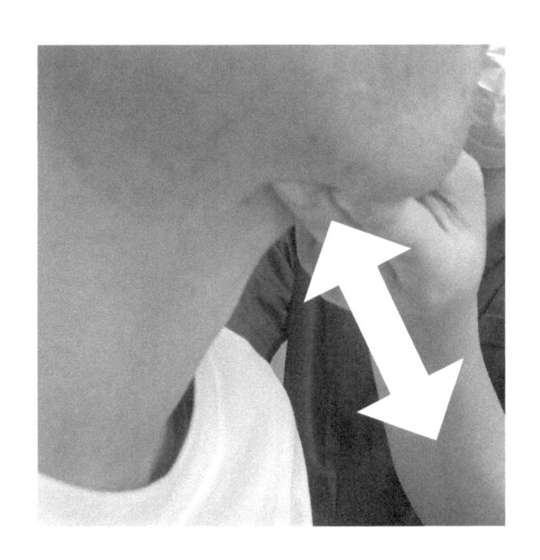

図3-16.舌骨上筋群の筋膜リリース

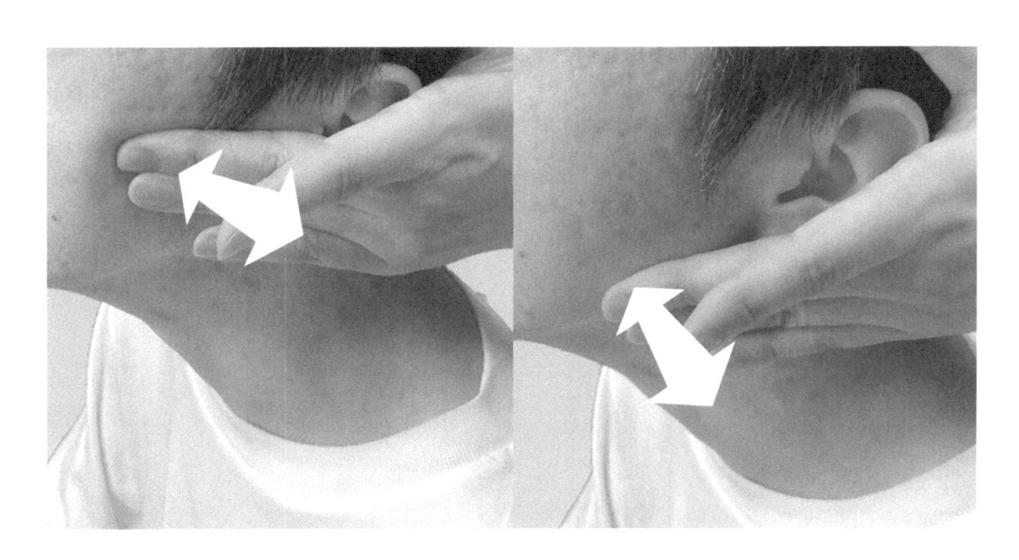

図3-17.咬筋の筋膜リリース

直に指を入れ、外側方向にポイントを圧迫する（**図3-14**）。

②斜角筋（パターン②⑤）

筋膜リリースは**図3-7**のように中腹部を手指の腹で圧迫しリリースする。

トリガーポイントは中腹部内側部で患者の背部から指を入れ、後方へ開くように圧迫する（**図3-15**）。

③舌骨上筋群（パターン④⑤⑥）

筋膜リリースは触診方法と同様の方法で圧迫とリリースを行う（**図3-16**)。

オトガイ舌骨筋と顎二腹筋前腹の明確なトリガーポイントはない。筋緊張が高い場合、舌の脱力を行うと筋緊張が低くなることが多い。

④咬筋

筋膜リリースは**図3-17**のように起始部と停止部で圧迫とリリースを行う。

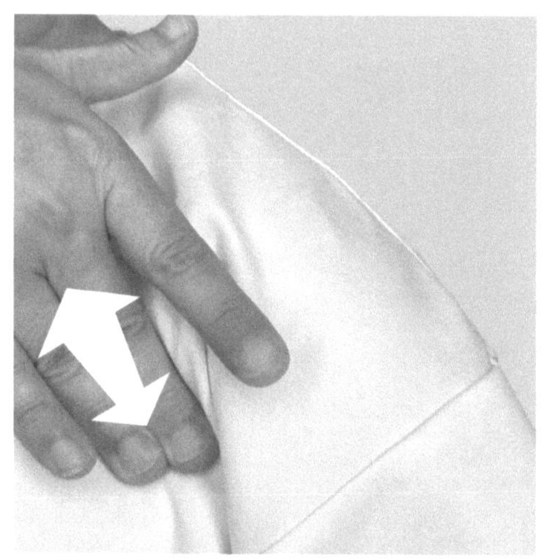

図3-18.大胸筋の筋膜リリース

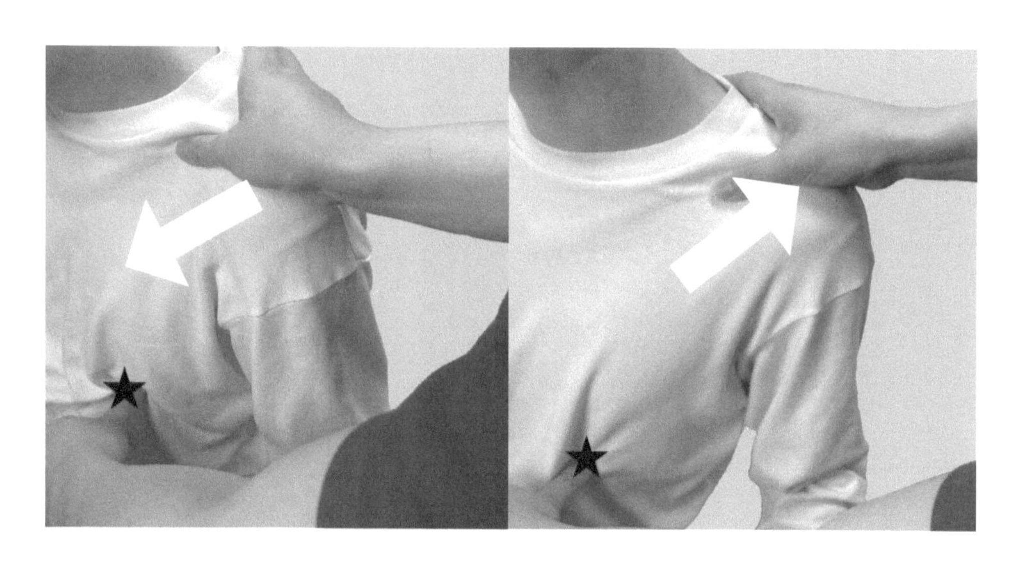

図3-19.呼吸筋群のトリガーポイント

トリガーポイントは起始部と停止部にあり、刺激しながら開口を促すことで筋緊張が落ちやすい。

⑤呼吸筋群

呼吸筋群の筋膜リリースはダイナミックな動きを伴うことが多く、臥位、あるいは座位で行う必要がある。大胸筋の起始部の圧迫とリリースを行った後（**図3-18**）、胸郭部の肋間下部中央にトリガーポイントがあり、圧迫した状態で肩甲帯から斜め前方下方向に肩甲帯をハンドリングした後、逆方向へハンドリングして回旋する方法が効果的である（**図3-19**）。

5．喉頭の評価・訓練

5．1．喉頭の位置、左右差について

喉頭位置については、実測にて喉頭位置を把握する方法が吉田らにより報告されている[3)]。この報告では喉頭位置は鎖骨内端上縁と下顎骨の距離で測定し、甲状軟骨上端の位置で喉頭位置を判断している。喉頭位置の目

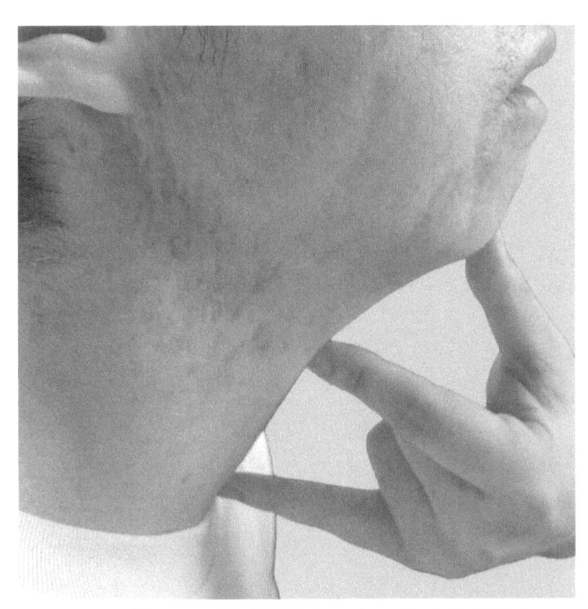

図3-20.喉頭位置の大まかな評価法

安として、若年層で下顎骨から約30%の距離（下顎骨から甲状軟骨上端の距離を下顎骨から鎖骨内端上縁の距離で除したもの）、老齢者で下顎骨から約40%の距離というものが一つの目安となる。吉田らは脳血管障害後で嚥下障害がある群では下顎骨から約45%の距離となり、有意に喉頭位置が低下していることを報告している。また、吉田らの他の報告では脳血管障害での嚥下障害悪化群で有意に喉頭位置が高位になっていることを報告している[11]。ここでは悪化前39%から悪化後34%と有意に高位となっており、臨床的視点では喉頭下垂がないからといって嚥下障害が存在しないなどという短絡的評価を行わないことが肝要である。

このような喉頭位置は、前述の喉頭周囲筋の状態や次章での姿勢、体幹の筋状態が大きく作用している。そのためセラピストは、局所的評価と大局的評価の両面から治療戦略を組み立てる必要がある。

また、喉頭位置だけでなく喉頭の左右差にも注目する必要がある。三枝らは一側の反回神経麻痺や混合性喉頭麻痺、ワレンベルグ症候群などの脳幹障害が原因で、喉頭挙上に左右差があり、嚥下障害を引き起こす場合があると報告した[12]。また、頸部筋の過緊張の緩和により喉頭挙上の左右差を解消したという報告があり、前述の喉頭周囲筋の筋緊張の治療や姿勢・体幹の治療を行うことでも解消できる可能性がある[13]。

以上のように喉頭位置や喉頭の左右差は喉頭周囲筋や姿勢・体幹による影響が大きいとされているが、ここではよりダイレクトに喉頭の位置を評価し、ハンドリングする手技について触れる。

５．２．喉頭位置の評価

喉頭位置については、大まかな視診により下垂しているか、あるいは高位にあるかというある程度の判断を行う。**図3-20**のようにオトガイと鎖骨上端を触れ、甲状軟骨上端の位置を把握することにより、感覚的につかむことができるだろう。時間があれば実測することも重要である。

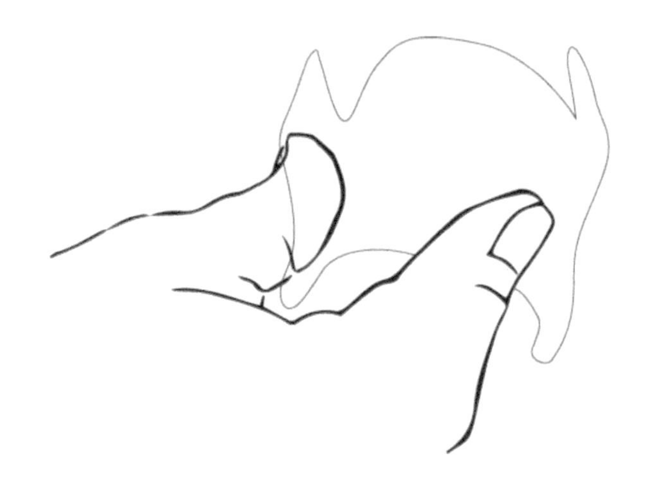

図3-21.甲状軟骨の位置・偏倚評価（概念）

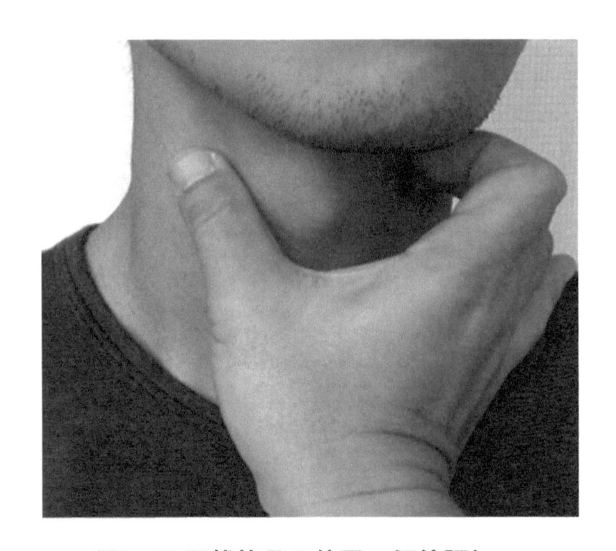

図3-22.甲状軟骨の位置・偏倚評価

甲状軟骨の位置の偏倚については、**図3-21**のように手の形を作り、甲状軟骨の翼部を触知し、左右の高さや左右への巻き込みなどを評価する。この時、指を挟むよう持たないことが重要である。また、背側方向へ押し込むことを避けることも重要で、あくまでも触知にとどめる必要がある。**図3-22**に実際の評価の様子を示す。

甲状軟骨の位置など後述の嚥下反射促通手技でも手の形は同じであり、筆者は**図3-23**のようにボールを連結して挟むように練習することを勧めている。この際、患者の正中に指のアーチの部分が来るようにさわり、なおかつセラピストの指の高さがそろっている必要がある。甲状軟骨の操作は、習熟が必要で十分練習してから患者に触るように心がけたい。

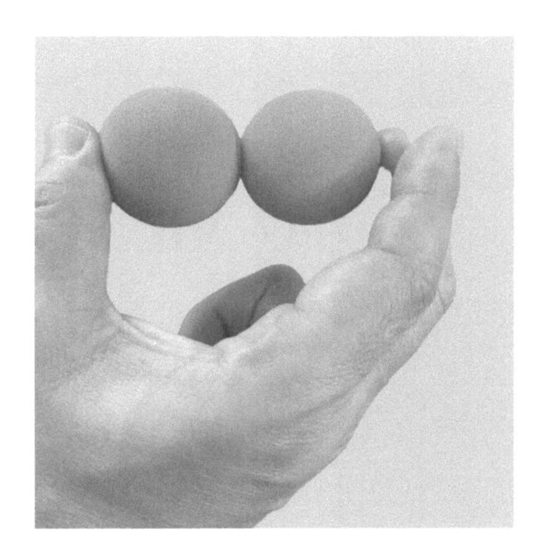

図3-23.喉頭位置の操作に対する指の形のトレーニング

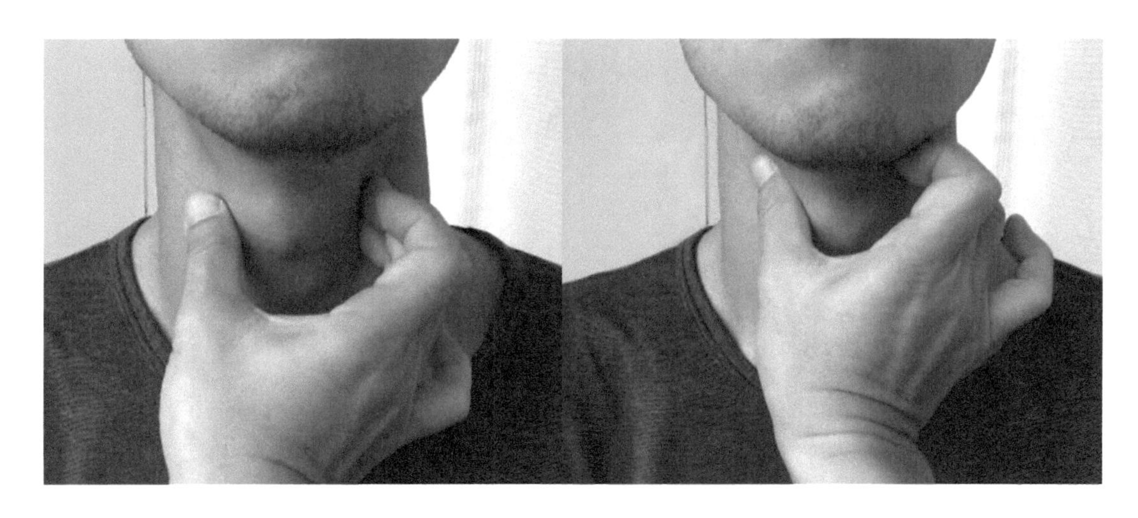

図3-24.喉頭位置のハンドリング

5.3．喉頭のハンドリング

喉頭のハンドリングについては、前述の喉頭周囲筋の評価と治療を行った上で、喉頭の左右の高さや巻き込みを補正する。

甲状軟骨の触知方法は同様であるが、左右の高さに差がある場合は円を描くように手を動かし補正する。巻き込みがある場合は、一度巻き込まれていない側の翼部を軽くスライドするように横方向に押し、補正したい側の甲状軟骨翼部を指で引っ掛けるように回転する（**図3-24**）。

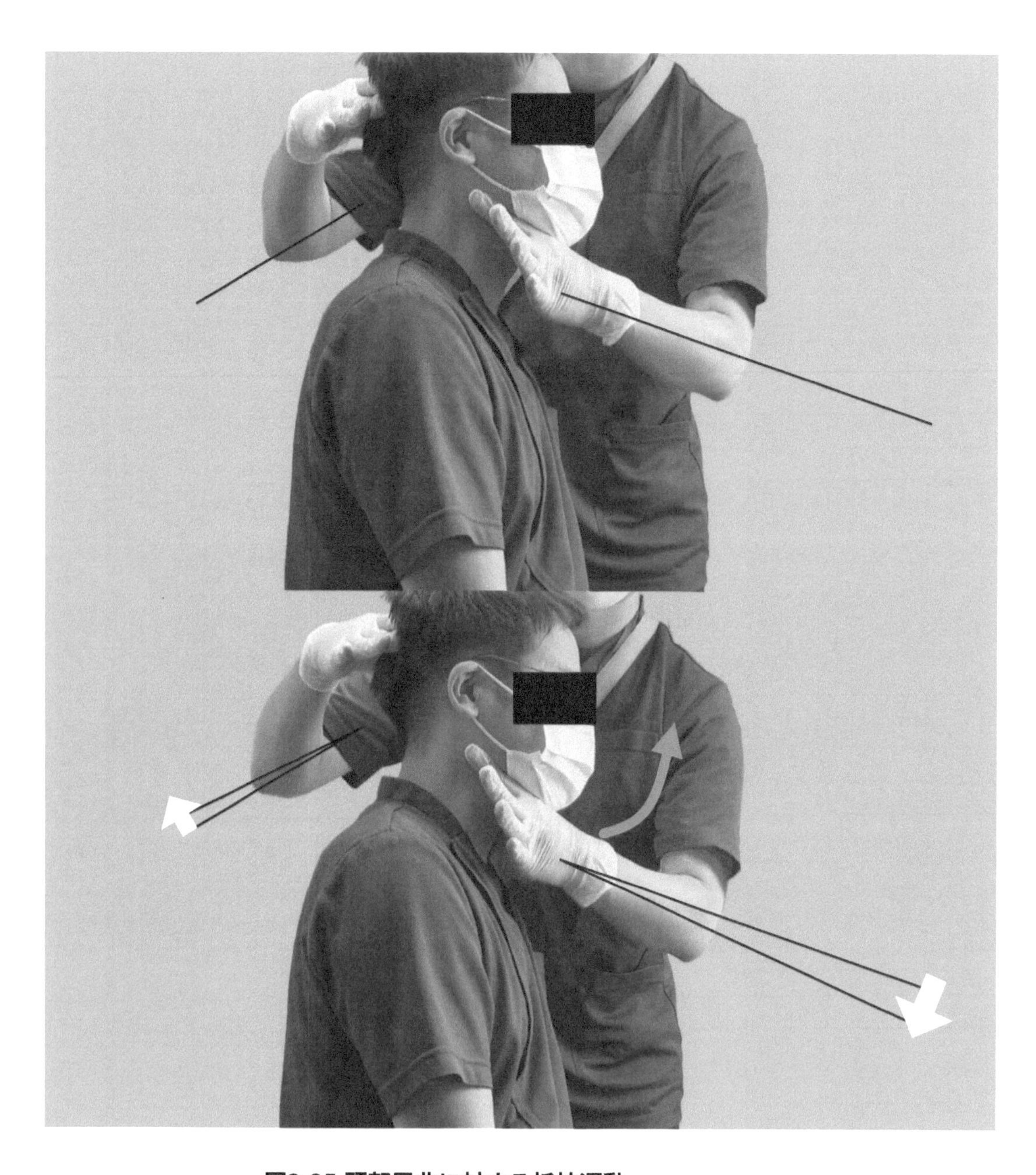

図3-25.頭部屈曲に対する抵抗運動

黒の補助線は腕の角度を示す。下図の白い矢印は上図との角度の違いを表現したもの。グレーの矢印は抵抗を加える方向を示す。

6.頭部屈曲と頸部屈曲

6．1．概論

嚥下訓練における、舌骨上筋の訓練には様々な方法が考案されており、その代表的なものはシャキア法（頭部挙上訓練）があり、それを拡張した変法が様々にある。シャキア法は、嚥下障害のリハビリテーションにおいて一般的に用いられる訓練法の一つである。シャキア法の詳細はここでは割愛するが、舌骨上筋群などの筋力強化よる喉頭の前上方運動を改善して食道入口部の開大を図ることが目的であることを触れておく。原法は仰臥位で試行されることも重要である。シャキア法は間接訓練の中でエビデンスのある数少ない訓練の一つとされているが、自動的な頭部挙上訓練が実施困難な場合や変法でも上手く舌骨上筋に負荷がかけられない場合も多く、他動的な徒手的抵抗負荷をかけた筋力増強訓練を採用することも多い。

変法に関しては、シャキア法を発展させ、座位で頭部屈曲位を促す訓練法としてChin-tuck against resistance (CTAR)エクササイズがある[14)]。この訓練は、顎と胸骨の間に置かれた膨張性のゴムボールを保持し、顎をゴムボールに押し付ける抵抗訓練である。CTARが舌骨上筋の活性化に及ぼす効果は、健常者におけるシャキア運動と同等であることを明らかにしている。また、その他の変法についても座位でできるように変更されたものが多く、自主訓練としてできる嚥下おでこ体操などが提案されている。

ここで留意したいのは、その運動の方向である。近年、嚥下訓練における頭部屈曲と頸部屈曲の効果については、頭部屈曲位の有意性のエビデンスが蓄積されつつある[15)16)]。Naguraらの報告では頭部屈曲では、嚥下開始時のタイミングが早くなり、誤嚥の頻度が軽減したことが示されている。ただ頭部屈曲位をとっただけでは、有意に舌骨上筋の活動が高まっているわけではなく、やはり負荷運動を行うことで筋活動が高まるとされる[17)]。

徒手的な介入としては、本書ではセラピストが上記の運動方向を意識しながら徒手的介入を行うためのハンドリングについて述べる。

6．2．頭部屈曲に対する抵抗運動

表3におけるパターン①から③が対象となる。最初に、前頸部に手を当て、後頭部から手掌にて頭部屈曲をハンドリングする。その際、頭頸部屈曲と複合屈曲位の境を目視し確認しておく。次に頸部にあてていた手で下顎に沿うように指のアーチを作り、下顎の下端の角度で腕を固定する。一度軽く後頭部をハンドリングし、リストと腕の振りの角度を一定にし、頭部屈曲と同じように円を描くように軽く抵抗を加える。この際、決して地面に対して垂直に抵抗を加えないように心がける。**図3-25**に実際の運動を示す。図にある通り、セラピストの上半身をうまく使い、頭部屈曲位を誘導する。この時、決して運動範囲が大きくないことに留意する。

筆者はこの運動を1セット3秒から5秒程度で、15秒ほどのインターバルを置いて5セット程度行っている。訓練後筋緊張の評価を必ず行い、喉頭周囲筋が高くなりすぎているようであれば、適宜前述の喉頭周囲筋の治療に戻り筋緊張を補正する。唾液嚥下などで実際に嚥下しやすくなったかどうか、患者の主観的評価と実際に喉頭を触知した上でセラピストが改善について判断することも重要である。

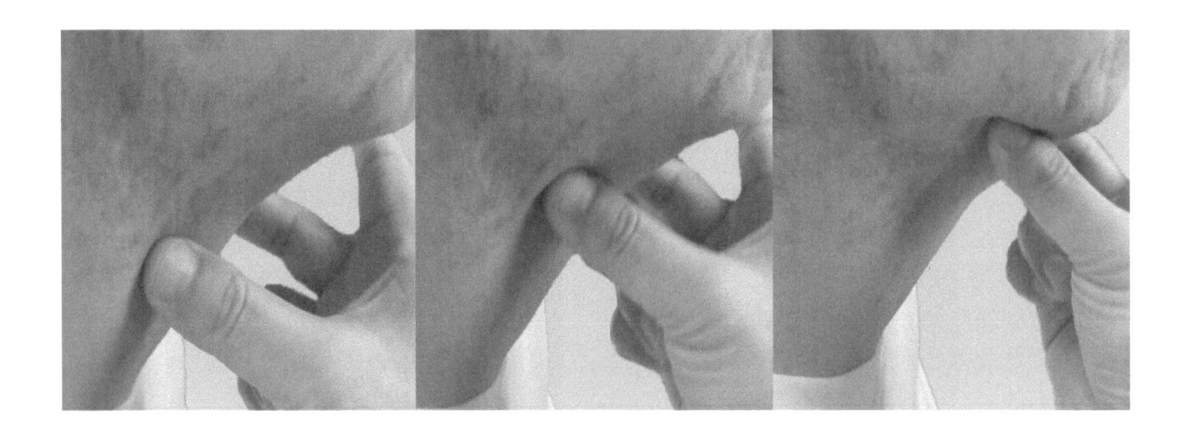

図3-26.前頸部徒手刺激による嚥下反射促通手技
セラピストの運動軌道は直線ではなく、半円を描くように促通している。

7．嚥下反射促通手技

前章において、嚥下反射時の圧変化について詳細に述べているが、嚥下反射時の食塊の食道入口部通過にかかわる条件として3つの重要なはたらきがあることを指摘しておく。まず２つ、輪状咽頭筋の弛緩と喉頭の前上方への移動が挙げられ、これにより食道入口部の開大がなされる。ここでは特に喉頭の前方移動が重要である。これに加え、口腔から始まり舌根と咽頭後壁で生まれる初期の圧と咽頭収縮による圧形成により食塊が食道入口部を通過する。嚥下時の舌・下顎の動きによる初期圧へのアプローチは前章を参照に行った上で、徒手刺激による嚥下反射促通手技をここでは述べる。

嚥下反射促通手技として、寒冷圧刺激やアイスマッサージなどがあるが、ここでは口腔内へのアプローチは割愛する。ここでは徒手的アプローチとして、小島らの前頸部徒手刺激による嚥下反射促通手技について述べる[18]。この促通法は、患者に飲み込む努力を求めながら患者の甲状軟骨部から下顎下面にかけて指で上下に摩擦刺激を繰り返すものである。前述の頭部屈曲位と軽い抵抗運動をおこなうことで嚥下が誘発されやすいとされる。

図3-26は、実際の前頸部徒手刺激による嚥下反射促通手技である。手の形は前述の甲状軟骨へのアプローチに際に述べた形である。刺激の際のポイントは、リストをうまく使用し、円を描くように刺激を加えることである。前上方へのベクトルを考えて刺激を加えないと嚥下反射は促通されない。はじめは健常者で練習するのがよいだろう。特にベクトルに関しては直線的に刺激を加えないようにしないと、逆に喉頭挙上に対し違和感を覚え、嚥下反射の惹起を阻害する可能性もある。先に述べたように特に喉頭の前方へのベクトルを意識することが重要である。

補足的に嚥下反射を促通する刺激ポイント

もここで触れる。小島はk-pointとされる口腔内のポイントで偽性球麻痺患者において嚥下反射と咀嚼運動が誘発されるポイントを報告しているが、ここでも口腔内へのアプローチは割愛する。体表面からのポイント刺激での嚥下反射の促通法では、近年イシザキ・プレス・メソッドとされる新しいポイントが報告された[19]。これはALS患者において誘発された嚥下反射の促通点であるとされるものである。自験例のALS患者でも確かに嚥下反射が誘発されており、陳旧性の脳血管障害患者で嚥下反射が惹起しにくい状態の患者でも誘発されることを経験している。

イシザキ・プレス・メソッドは左右の耳珠の前の凹み（ティンゴンポイント）、耳下腺と顎下にある両側のポイント、および顔の正中線のオトガイ下のポイントである。原法は数秒圧迫することと左右交互に圧迫することである。このポイントは、過去嚥下障害へのボイタ法応用でも触れられたこともあり[20]、新しくて古い刺激ポイントであるといえる。また、長谷川の報告[21]と上記のボイタ法の報告にあるように、単純に舌骨上筋への圧迫刺激が嚥下反射を促通することもあり、ぜひ臨床で試してほしい方法の一つである。

8．まとめ

この章では、喉頭の周囲筋の評価（触診）と治療、喉頭の位置評価、左右差の評価、頭部屈曲に対する徒手的抵抗運動、徒手的な嚥下反射促通手技について具体的方法を提示した。患者の状態により、ある程度手技の組み合わせや負荷量の調整などの工夫が必要であることはいうまでもなく、この点において経験を積むことが重要である。また、姿勢によって喉頭機能は大きく影響されることも念頭に置かねばならない。これは次章で詳細に述べられており、患者の身体全体を診る視点が形成されてくると、部位別の優先順位がつけやすくなるだろう。

文献

１）真柄仁　他：嚥下時における舌骨の運動様相と食塊移送の検討. 日本顎口腔機能学会雑誌, 20(1), 22-32,2013.

２）飴矢美里　他：加齢による嚥下機能の変化. 耳鼻と臨床, 52(6S4), S249-S255, 2006.

３）吉田剛 他：喉頭位置と舌骨上筋群の筋力に関する臨床的評価指標の開発およびその信頼性と有用性.　日本摂食嚥下リハビリテーション学会雑誌, 7(2), 143-150,2003.

４）佐藤文寛　他：頸部過緊張の緩和が，喉頭挙上の左右差を軽減させ, 嚥下障害の改善に寄与した脳幹梗塞の 2 症例. 理学療法学, 38(3), 194-200, 2011.

５）吉田剛 ，内山靖：脳血管障害による嚥下運動障害者の嚥下障害重症度変化と嚥下運動指標および頸部・体幹機能との関連性. 日本老年医学会雑誌, 43(6), 755-760, 2006.

６）Good-Fratturelli MD, et al.：Prevalence and nature of dysphagia in VA patients with COPD referred for videofluoroscopic swallow examination. Journal of communication disorders, 33(2), 93-110, 2000.

７）國枝顕二郎 ，藤島一郎：摂食嚥下障害を合併した COPD患者のリハビリテーション医療. The Japanese Journal of Rehabilitation Medicine, 55(10), 845-851, 2018.

８）下畑 享良：新型コロナウイルス感染症と神経筋合併症, J-IDEO, (5)1, 10-19, 2021.

９）Lagier A , et al.： Swallowing function after severe COVID-19: early videofluoroscopic findings. European Archives of Oto-Rhino-Laryngology, 278, 3119-3123, 2021

１０）野崎園子　他：筋萎縮性側索硬化症患者の摂食・摂食嚥下障害：摂食嚥下造影と呼吸機能の経時的変化の検討，臨床神経，43：77–83，2003.

１１）吉田剛　他：喉頭位置と舌骨上筋群の筋力に関する臨床的評価指標の開発およびその信頼性と有用性.　日本摂食嚥下リハビリテーション学会雑誌, 7(2), 143-150, 2003.

１２）三枝英人　他：喉頭挙上に左右差があることに起因する嚥下障害とその対応. 日本気管食道科学会会報, 52(1), 1-9, 2001.

１３）佐藤文寛　他：頸部過緊張の緩和が, 喉頭挙上の左右差を軽減させ, 嚥下障害の改善に寄与した脳幹梗塞の 2 症例. 理学療法学, 38(3), 194-200, 2011.

１４）Yoon, WL, et al.：Chin tuck against resistance (CTAR): new method for enhancing suprahyoid muscle activity using a Shaker-type exercise. Dysphagia, 29, 243-248, 2014.

１５）Nagura H, et al.： Effects of head flexion posture in patients with dysphagia. Journal of Oral Rehabilitation, 49(6), 627-632, 2022.

１６）荒川武士　他：頭部屈曲運動が高齢の回復期リハビリテーション対象患者の嚥下能力に及ぼす影響:準ランダム化比較試験による検討.　日本摂食嚥下リハビリテーション学会雑誌,　26(2), 99-108,2022.

１７）乾亮介　他：頸部角度変化が嚥下時の嚥下筋および頸部筋の筋活動に与える影響ー表面筋電図による検討ー. 日本摂食嚥下リハビリテーション学会雑誌, 16(3), 269-275,2012.

１８）小島義次, 植村研一：麻ひ性えん下障害に対するえん下反射促通手技の臨床応用. 音声言語医学, 36(3), 360-364, 1995.

１９）Ishizaki N , et al.：A Novel Method for Triggering the Swallowing Reflex in Patients with Amyotrophic Lateral Sclerosis: the Ishizaki Press Method. Dysphagia, 37(1), 177-182, 2022.

２０）松本隆之　他：脳血管障害による嚥下障害に対するボイタ法の試行 (第 II 報),第25回日本理学療法士学会誌第17巻学会特別号,p.213, 1990.

２１）長谷川和子：嚥下反射促通手技の効果: 健常者の場合. 聴能言語学研究, 17(2), 65-71, 2000.

姿勢・体幹における調整

（奥村正平）

1．はじめに

摂食嚥下障害患者に対して、姿勢調整を行うことは臨床場面で多く用いられている。その目的は、重力の利用や空間の操作を行い、食塊の通過経路と通過速度を変化させ、誤嚥や咽頭残留の軽減を図ることと言われている[1]。具体的な意義や介入方法については、既存の情報に譲ることとする。この章では機能促通のための姿勢設定について、筆者が臨床で考えている姿勢制御と具体的な姿勢調整の方法について述べる。本書の概論でも触れている通り、いわゆる「エビデンスベース」の内容ではなく、臨床手技の導入であることをご理解いただきたい。

2．姿勢制御について

2．1　概略

摂食嚥下障害の臨床においては、目標課題に合わせた筋活動の発揮をどのように促通するかが重要である。そのためには、運動制御の背景にある姿勢制御について考慮し、アプローチすることが必要である。筆者は**図4-1**のように身体各部位は姿勢制御や運動制御が相互に関係していると考えている。姿勢と運動が相互に作用することで姿勢の安定性を生み出し、より末梢器官の運動性を確保した中で機能的活動を可能としている。摂食嚥下障害において介入することの多い顔面・舌・咽喉頭は末梢器官であ

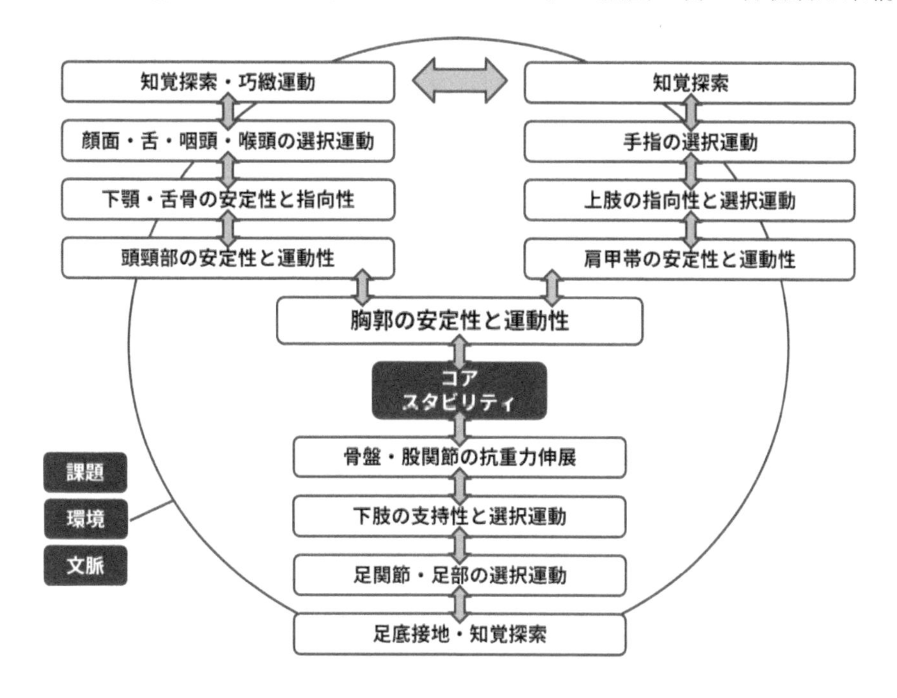

図4-1.姿勢制御における相互関係

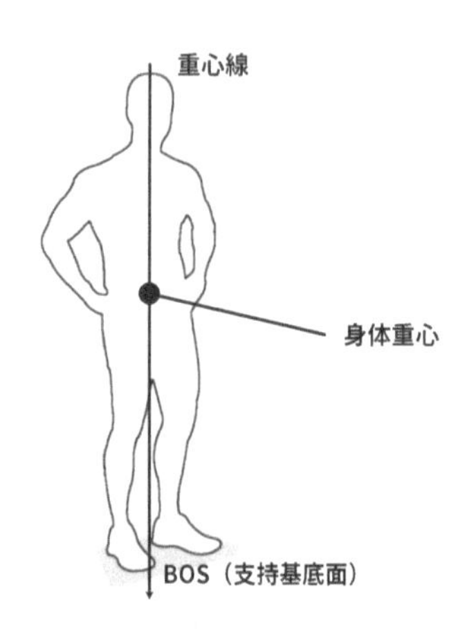

図4-2.支持基底面、身体重心の概念

グレーで示した部分が支持基底面である。

り、姿勢制御の影響により運動制御が左右されやすい。姿勢を安定させることで、顔面・舌・咽喉頭の効率的な運動制御を可能とし、摂食嚥下という機能的活動のスムーズな実行を達成するという視点が重要である。姿勢制御には様々な要素が関わっており、理解を深めるには、広い分野に対して学習する必要がある。筋ー骨格系の解剖・生理、姿勢制御に関与する神経生理、各部位の運動学、シーティングなどの外部環境調整と多岐にわたる。摂食嚥下障害の治療にあたるセラピストが、これらを十分に理解することには時間を要する。そのために、まずは、筆者が臨床で評価に用いているアライメント、支持基底面、身体重心の３要素と、頭頸部の基本的な運動学的側面について紹介する。

２．２．アライメント

アライメントとは、基本的な構成要素における各部位の相対的位置関係を示すものと定義され、各々のパーツの重心の位置関係ともいえる[2)]。リハビリテーションにおいては、身体各部位の位置関係のことを指すことが一般的である。基本的立位姿勢の理想的なアライメントはほぼ重心線に一致しており、その際の消費エネルギーは最小となるといわれている[3)]。このようにアライメントは生理学的に適切な位置にあることが望ましく、それにより効率的に筋活動を発揮できると考えられる。アライメントの崩れ、いわゆる姿勢の崩れが生じることで適切な筋活動は十分に発揮できず、結果として代償的な運動となる。そのことは、運動療法の目的の一つである筋活動の促通には効率が悪い。このことから、各部位のアライメントを観察・評価することが治療の出発点となるといえるだろう。

２．３．支持基底面（Base of support：BOS）

支持基底面（BOS）、身体を支持している面と接している身体の範囲と定義される[4)]。姿勢制御を考える上で、適切な範囲にBOSを調整することが重要である。BOSが広い状況では、安定性は高く安静姿勢を保つことが容易ではあるが、運動を開始するために多くのエネルギーが必要になる。BOSの狭い状況では、安定性は低くなり姿勢制御に多くのエネルギーが必要となるが、容易に運動を開始することが可能であり、効率的な移動が可能になる。安定性と運動性のバランスは運動課題により変化するため、運動課題に合わせてBOSを調整することが重要である。

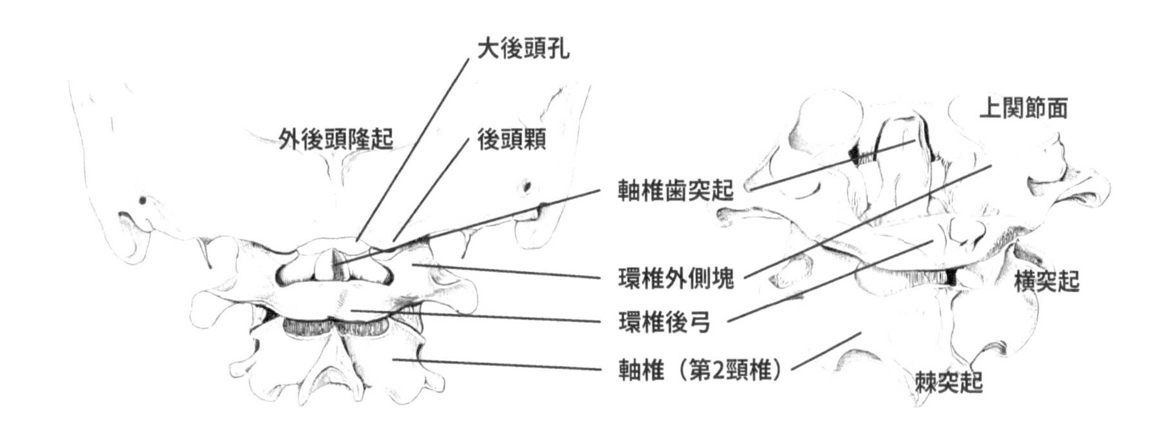

図4-3.頸椎の構造

２．４．身体重心（center of gravity ：COG）

身体重心（COG）とは身体の質量分布の中心と定義され、一般的には上半身と下半身の合成重心から、身体全体の重心の位置を求めている。さらに、質量中心（center of mass：COM）は身体の質量の中心にある点であると定義される[4]。COGの概念図を**図4-2**に示す。COGは重力の作用点とみなされる点であり、身体各部位の位置関係や身体各部位にかかる負担の予測、動作における効率面からの評価に際し、COGの位置を知ることは極めて重要である[5]。しかし、「身体内部の重心位置を体表面から観察することはできない」[3] と言われており、安静時だけではなく動作時の評価も必要になる。また、姿勢の安定性はCOMをBOS内に対して制御する能力であり[4]、姿勢制御を評価する上で、BOSとCOGの相互を評価することも重要である。本章ではCOMを以下重さあるいは重心とする。

３．頭頸部について

摂食嚥下領域においては口腔顔面や下顎の運動が重要となる。**図4-1**に示しているように、口腔顔面や下顎が適切に運動するためには頭頸部の姿勢制御の役割は大きい。また、頭頸部は全身の姿勢の影響を強くうける。よって、全身や頭頸部の姿勢制御が基盤となって口腔顔面や下顎の運動制御をするといえよう。前章の補足として、ここでは基本的な頭頸部の関節運動や特徴について提示し確認していく[6][7]。

３．１．頸椎の構造 （図4-3）

頸椎は第1頸椎を環椎、第2頸椎を軸椎と呼び、上位頸椎として分類され、第3から第7頸椎のことを下位頸椎と分類することが一般的である。後頭顆と環椎により形成される関節を環椎後頭関節と呼び、環椎と軸椎により形成される関節のことを環軸関節と呼ぶ。頭頸部の関節運動は、人体の中でも可

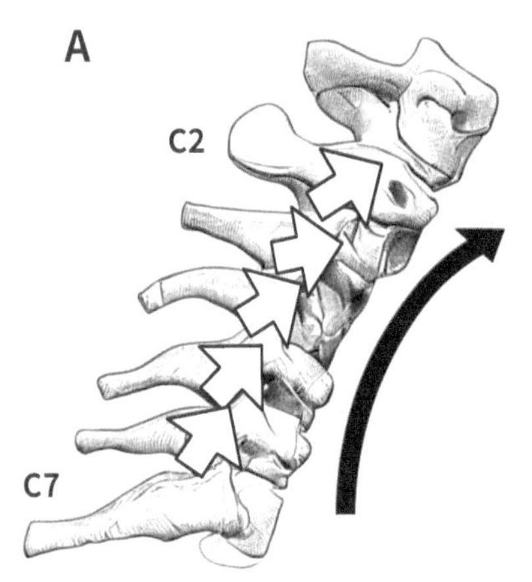

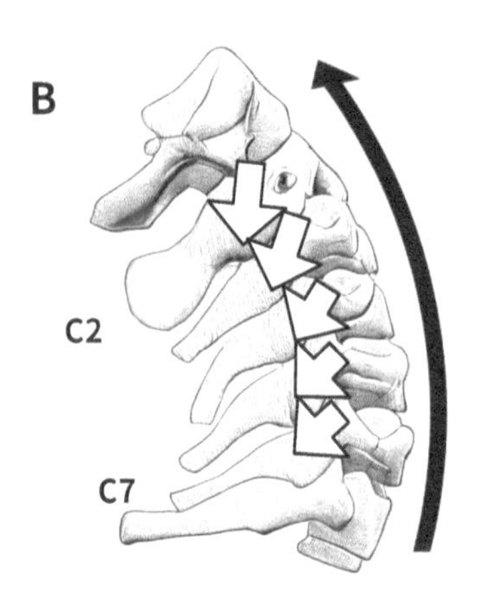

図4-4.頸椎の屈曲ー伸展

黒の矢印は頸椎全体の屈曲方向を示し、
白い矢印は各頸椎の滑り方向を示す。

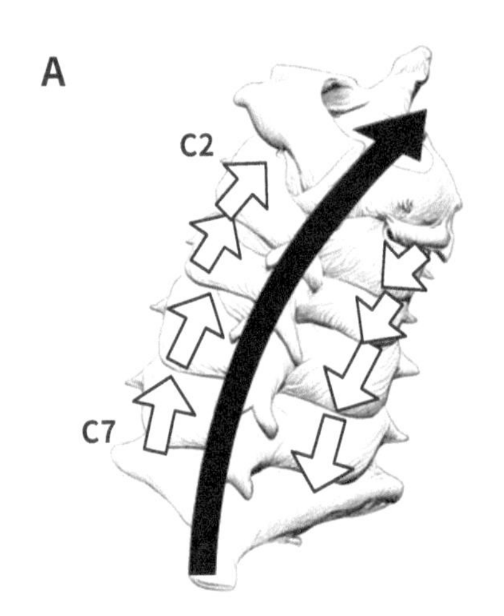

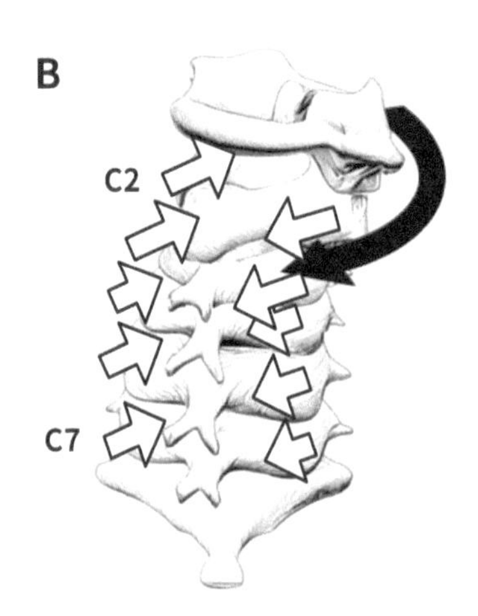

図4-5.頸椎の側屈、回旋

矢印は図4-4と同様である。

表4.頸椎の関節運動の角度[7)]

	屈曲と伸展	軸回旋	側屈
環椎後頭関節	屈曲：5° 伸展：10° 合計：15°	無視	約5°
環軸関節複合体	屈曲：5° 伸展：10° 合計：15°	35-40°	無視
頸椎内領域（C2-C7）	屈曲：35-40° 伸展：55-60° 合計：90-100°	30-35°	30-35°
頭頸部領域の合計	屈曲：45-50° 伸展：75-80° 合計：120-130°	65-75°	35-40°

動性が高く、環椎後頭関節、環軸関節、下位頸椎の関節で「屈曲ー伸展」、「軸回旋」、「側屈」といった多彩な運動が可能である。**表4**に各関節における関節運動の角度を提示する。ただし、各角度は参考とする論文や書籍により異なるために、相対的な関係を理解することには役立つが、客観的評価には用いることはできないことに注意してもらいたい[7]。

3．2．頸椎の屈曲ー伸展（図4-4AB）

頸椎は屈曲に比べて伸展の可動範囲が大きいとされる。上位頸椎では環椎後頭関節、環軸関節ともに屈曲ー伸展が可能である。下位頸椎でも関節面で前後に滑りながら関節運動が見られる。

3．3．頸椎の軸回旋（図4-5A）

軸回旋運動は、環軸関節と下位頸椎が回旋運動の主となっている。特に環軸関節では環椎と軸椎の歯突起の構造を見ても軸回旋に特化していることは明白である。下位頸椎でも関節面を前後とわずかに上下に滑りながら関節運動を行う。

3．4．頸椎の側屈（図4-5B）

側屈運動は主に下位頸椎で生じており、関節内を上下とわずかに前後に滑りながら関節運動を行っている。

3．5．頭部の重心

頭部が平衡状態の場合、頭部の重心はトルコ鞍付近にある。そこに頭部の質量が加わるため、頭部は前方に倒れるような力が働いていることになる。そのため、後頸部の筋はその力に抵抗して働き、持続的な筋緊張が必要となる[6]。摂食嚥下障害患者は下位頸椎が屈曲し、上位頸椎と頭部が伸展している場合が多い。いわゆる、フォワードヘッド姿勢となりより強く前方に倒れる力がかかるために後頸部の筋群にかかる応力は強くなる。フォワードヘッド姿勢における問題点は後述する。

4．姿勢評価の視点

筆者が臨床において、アライメント、BOS、COGをどのように評価しているのか紹介する。もちろん、姿勢評価には疾患による特徴や高次脳機能障害の影響など様々な要素が存在しているが、今回はアライメント、BOS、COGのみを取り扱うこととする。

4．1．アライメントの評価視点

アライメントは、視診と触診で前方（後方）から左右差、矢状面からは、伸展ー屈曲を評価することが多い。成人領域における摂食嚥下障害患者では神経、神経筋接合部、筋のいずれかに障害をきたし、左右どちらかへの姿勢の崩れや屈曲優位の姿勢となっていることが多い。また、高齢者では筋力低下やバランス機能低下により姿勢の崩れが生じることが多い。そのために、頭頸部、体幹、肩甲帯、上肢、骨盤帯、下肢、足部におけるアライメントを視診と触診を用いて、左右で比較しながら評価する。評価結果の表現としては関節運動の用語を用いるとよい。

ここで注意点がある。臨床では、「体幹が抗重力方向へ伸びる運動」を体幹の伸展もしくは抗重力伸展と呼ぶことが多い。しかし、運動学において体幹の伸展は、基本軸を仙骨後面、移動軸を第1胸椎棘突起と第5腰椎棘突起を結ぶ線として後方に向かう運動を指す[8]。混乱することを避けるために、本章で用いる体幹の伸展は前者の抗重力伸展を指すことを念頭に読み進めて頂きたい。

4．2．BOSの評価視点

BOSは視診と触診で評価するのが一般的である。視診ではアライメントと同様にどのように身体各部位と外部環境が接触しているのか確認する。触診では、接触点を実際に触って接触面の状態を確認するとよい。姿勢によって確認する部位は異なるが、基本的に外部環境に接触している面については、接触面の広さはどの程度か、押し付けていないかなど接触面に対しての反応を全般的に評価することが望ましい。その際に協力動作があるのか、運動が追従するかなど運動についての潜在能力を評価できる場合がある。もしくは、強い押しつけがある、協力がなく重たいような印象をうけるなど、運動の不活性を評価できることも少なくない。このようにBOSに対しての患者の反応を評価することは非常に重要であり、姿勢設定をおこなう際の参考となる。

4．3．COGの評価視点

COGは高さを評価する。基本的には、臥位では評価することは少なく、座位で評価することがほとんどである。前述の通り、COGは位置を直接観察することが難しいため、動作観察や触診が重要である。特に視診は姿勢や運動より、おおよそのCOGを推測することが可能であり、視診によるCOGの評価は臨床上有用であると言われている[5]。徒手的に運動を誘導しCOGの位置を評価していくと、視診でも大まかなCOGの位置を評価できるようになる。ただし、このCOGの評価には「慣れ」が必要である。

例えば、４本足で背もたれのある椅子を持つ場面を想像してもらいたい。片手で持つ場合には背もたれの中央を持ち上げるようにして持ち、両手の場合には座面を両側面から掴むようにして持つことが多い。ここで椅子の足を１本持ち上げることは殆どないはずである。これは重心に対してどのように力を働かせれば効率的かを学習しているからである。初めて持つ物体の場合にも過去の経験から効率的な箇所を想像して持つだろう。また、持った際に実際の重心の位置が想像と異なれば持ち方を変えて、重心に合わせてより効率的な場所を持つことができる。

このように私達は「動き」の中で直感的に重心を判断することがある程度できるといえるだろう。アライメントやBOSと異なり自身の感覚から判断するために「慣れ」が必要であるが積極的に評価することを推奨する。

5．姿勢の評価

実際に、どのように評価していくのかを説明していく。今回は脳卒中後の片麻痺患者を例に挙げながら説明していく。もちろん、脳卒中の場合には中枢神経系の障害部位によって症状や対応が異なるため、導入には日々の臨床で工夫が必要である。

5．1．臥位での評価

臥位姿勢での理想的なアライメントは、「四肢はわずかに外転、外旋、伸展の傾向をとる。前腕は正常な範囲内の回内位、肘は軽度屈曲位となる」[9]とされている。後述する座位に比べて骨をランドマークとするような報告は少ない。また、筋緊張の高い場合と低い場合、起居動作の学習状態によっても異なるために定型的なパターンを提示することが難しい。ここでは、摂食嚥下障害への治療を臥位やベッドアップで実施することを前提にした、評価の一連の流れを紹介していく。

アライメントの評価を行う際、筆者は足部－下肢－骨盤帯－下部体幹（腹筋群）－上部体幹（胸郭）－肩甲帯－上肢（手指含む）－頸部－頭部を評価している。具体的な評価について**図4-6**に示す。特に脳卒中の場合には麻痺側にアライメントの崩れが生じやすいので左右差にも注目し評価していく。足部では底背屈や内外反、踵の押し付け、下肢では内外旋や内外転、骨盤帯では回旋の

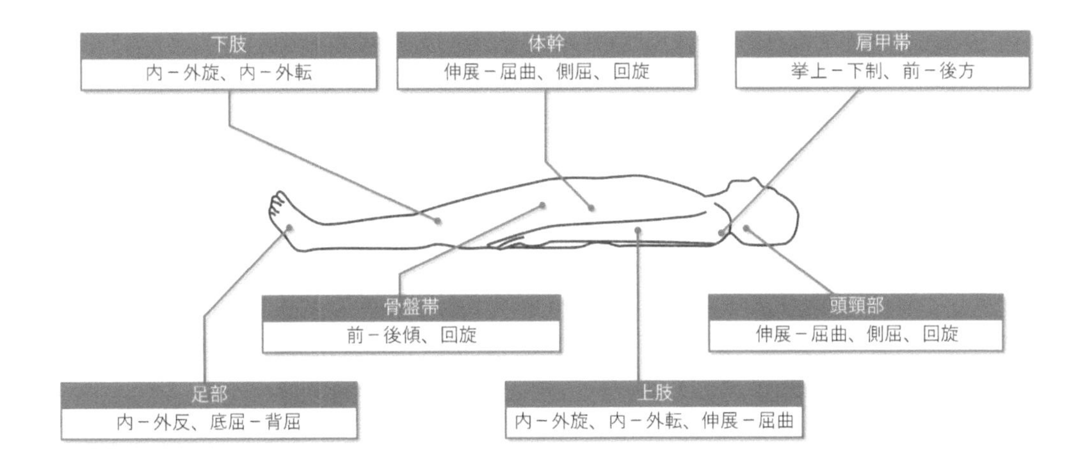

図4-6.臥位でのアライメント評価

記されている表現は臨床で用いる表現であり、厳密な関節運動の表現とは一部異なる。

有無などを評価する。特にベッドアップなどの姿勢変換を行うと影響を受けやすくなるため、状態を評価し必要であればポジショニングを検討する。体幹では、下部体幹の腹筋群に筋緊張の左右差が生じ一方に流れていないか、上部体幹の胸郭は回旋していないか、呼吸運動にあわせて胸郭運動に左右差はないかなどを評価する。咳嗽に関与する腹筋群の状態や胸郭の可動性も重要な評価項目である。肩甲帯では、挙上ー下制、前方ー後方の左右差は生じていないか、上肢では内外旋、内外転、伸展－屈曲の状態に左右差は生じてないか、手は支持面に対して適切に接触可能かなどを評価する。肩甲帯の筋活動は頭頸部の筋群に影響を及ぼすことがあるので、評価後に必要であれば筋緊張の調整や促通手技を用いてアプローチすることもある。頸部では伸展－屈曲や側屈、回旋していないか、刺激に対して回旋運動など行っているか、頭部では回旋していないか、軽度屈曲可能か、過度に伸展し後頭部を押し付けていないかなどを評価する。

BOSは、臥位が基本姿勢の中で最も広い。安楽姿勢ではあるものの、病院などの医療機関ではベッド上で過ごす時間が長くなりやすく、褥瘡や廃用症候群など二次的合併症にも留意する必要がある。褥瘡の好発部位である後頭部、肩甲部、仙骨部、踵骨部は強く接触していることが多く、脳卒中後片麻痺患者ではこれらの部位に対して押し付けるような反応を認めることが多い。このように、BOSの広さだけではなく、BOSと身体各部位の関係性についても評価していく。具体的な方法としては、視診した後に、触診で左右差を確認する。また、前述のように触診の際には接触刺激に対して自身で動かすか

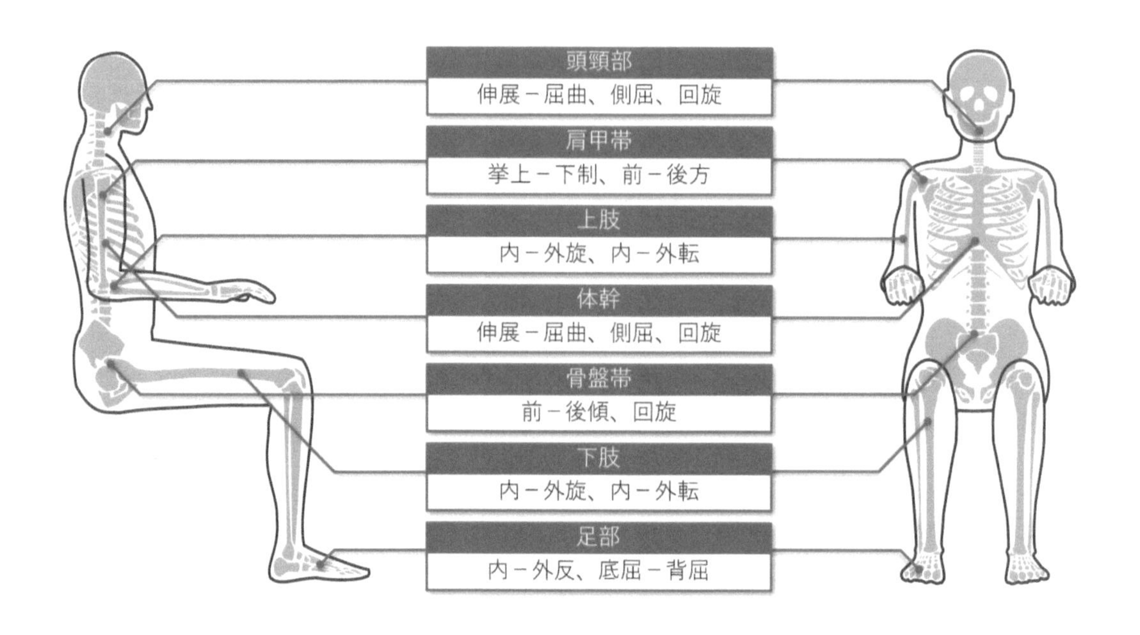

図4-7.座位でのアライメント評価[11)]

記されている表現は臨床で用いる表現であり、厳密な関節運動の表現とは一部異なる。

などの反応があるかも評価するとよい。

COGに関しては、臥位の場合には低くなっている。ベッドアップする際にはCOGが高くなっていくが、抗重力姿勢でのCOGについては座位の項で述べるためここでは割愛する。

5．2．座位での評価

座位姿勢の理想的なアライメントについて、矢状面では、骨盤は中間位からやや前傾位で脊柱の生理的彎曲を保った状態で肩峰が坐骨結節の鉛直上に位置する。前額面では、頭部が中間位にあり、左右の肩峰、肩甲骨、腸骨稜の高さが同じで、股関節は中間位になる。水平面では、肩峰、上前腸骨稜が同じ位置にあるとよい[10)]。アライメントの評価を行う際、著者は臥位と同様の観察点が多く、足部ー下肢ー骨盤帯ー下部体幹（腹筋群）ー上部体幹（胸郭）ー肩甲帯ー上肢（手指含む）ー頸部ー頭部を評価している。具体的な評価については**図4-7**に示す。座位は臥位と異なり抗重力姿勢であり、体幹が伸展し安静姿勢を維持する機能が必要になる。また、摂食嚥下障害の臨床では、頭頸部の安定性が口腔顔面領域の運動性に影響するため、体幹の伸展とともに頸部が適切に伸展しアライメントを維持することが重要である。

骨盤の運動は体幹の伸展に関与していることから、骨盤帯と下肢のアライメントの状態を評価することが重要である。骨盤が後傾位となると、下肢が運動連鎖によって外転ー外旋位になりやすい。また、骨盤の動きは回旋も座位姿勢に大きな影響を及ぼす。

一定の傾向はあるものの、アライメントは座るごとに変化するため、適宜評価を行うとよい。抗重力姿勢であることから、臥位やベッドアップに比べて上肢の重さが姿勢に与える影響は大きい。そのため、上肢のアライメント評価やポジショニングを意識して行う必要がある。

BOSは臥位に比べて狭くなるため、接触面の状態評価が重要になる。特に座面のBOSからの感覚刺激は、体幹の伸展に関与するために詳細に評価する必要がある。座面を触診した際に、アライメント不良がある場合は、手の入りやすさや坐骨の触診のしやすさに左右差を強く感じる。坐骨からの感覚情報は姿勢制御に必要な情報となるため、必ず評価した上で適切な位置に調整し、必要であればポジショニングを行う。

足部では、足趾より底屈を誘導することに対しての追従や抵抗を確認し、BOSとの関係を評価する。筆者は目標課題が食事動作で、前方へのリーチに対して下肢で押し付けているなど足部の状態が目標課題に影響する場合には評価するが、よほど影響があると判断される場合以外、アライメント調整し、BOSの調整にとどまることがほとんどである。上肢については、接触面を多く設けて感覚情報を持続的に入力することを意識している。

足部や手など末梢器官のBOSについては、運動を行う中で左右の一方が押し付けていないかなど、BOSに対しての変化は常に評価が必要である。頭頸部では、通常の椅子などの場合、ヘッドレストがないフリーの状態で接触面を有さない。実際には口腔顔面領域の運動を行う際に、頭頸部の伸展などが生じて、協調的に運動が困難なケースも存在する。その場合は、リクライニング車椅子やベッド上座位に変更しBOSを確保する方法や、「7.3.頭頸部の安定性」で述べるようなオーラルコントロールを用いて安定性を確保する。背面については端座位の場合にはフリーだが、椅子や車椅子座位の場合には後方に接触面が存在する。背面に接触面がある場合、体幹の回旋や側屈などアライメント不良が生じ、後方に強く押し付けている場合も多い。視診と触診で確認し、接触面との関係について評価し必要であればポジショニングを行う。

座位におけるCOGは臥位に比べて高い位置に存在する。アライメント、BOSを調整し体幹の伸展を誘導することで高い位置を維持できるように姿勢設定するとよい。目標課題によっては、前方や従重力方向への移動などが生じる。その際、自身でコントロールし高い位置に戻れるかどうかを評価することが重要である。

ここで挙げた例が全ての評価項目ではなく、状態にあわせて評価内容の調整が必要である。例えば、下肢のアライメント不良が著しい場合には、大腿、膝関節、膝蓋骨、下腿などパーツに掘り下げたアライメントについて評価する。評価した上で関連性が見えてきた場合にはポジショニングの参考にすることも重要である。

5．3．姿勢制御の評価についての留意点

次に評価の留意点について述べる。アライメントの評価において、視診のみでは左右差があった場合にどちらに問題があるのか判断しかねるケースは少なくない。例えば、非麻痺側の肩が麻痺側に比べて高い位置にあった場合、非麻痺側が挙上しているのか、麻痺側が下制しているのか判断が難しい。非麻痺側は、麻痺側上肢の不活性により生活場面で多く使用した結果、挙上している。また、姿勢の崩れが生じやすくバランスをとるために、肩甲帯－上肢へ過剰に力が入り挙上しているなど、様々な原因が考えられる。麻痺側では、肩甲帯の筋緊張低下や体幹の側屈などにより肩が下制するため、視診のみでは原因の特定が難しい。ここでは他部位との関係性を相対的にみて、生じている現象を解釈してい

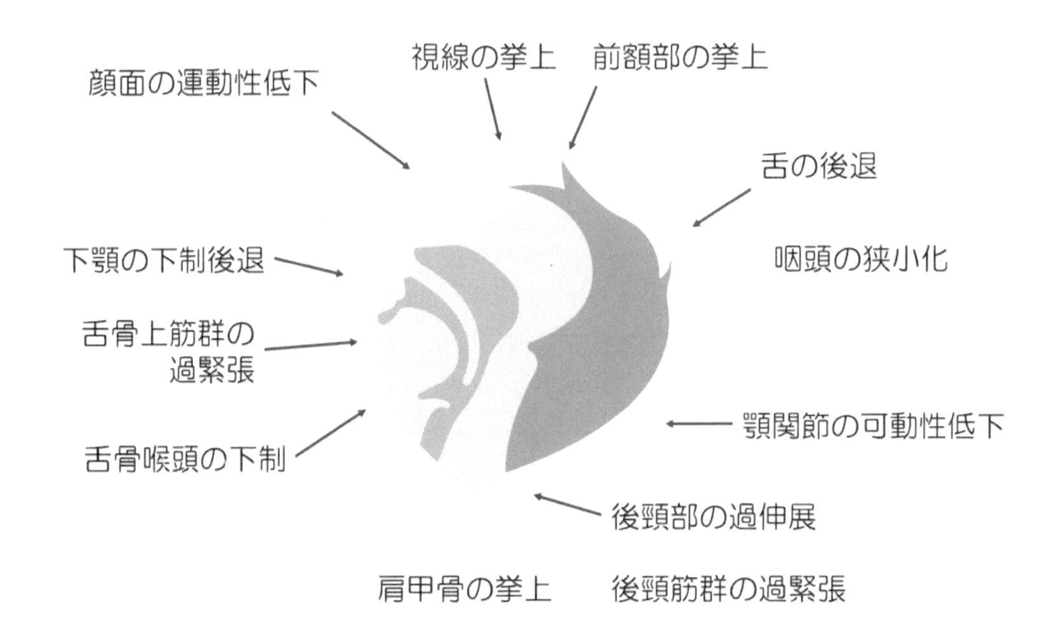

図4-8.口腔顔面領域にみられる姿勢筋緊張の変化の例

く必要がある。BOSについても「広いから良い」、「狭いから悪い」というわけではない。あくまでも現在の状態を評価することが大切であり、BOSがどのように姿勢制御に影響するかを考察していく必要がある。ここで問題となるのは、最適なアライメント、BOSをどのように判断すべきかである。一般的に言われているアライメントを前項で提示したが、神経系に問題のない健常者でも左右対称とは言えず、わずかに左右差が生じていることに留意されたい。

この判断で重要なことは、「目標課題は何か」を意識することである。食事動作であれば、前方に食物があるために、前方へリーチする必要がある。すると上肢の重さは前方に移動し、COGが極端に前方へ移動しないように、体幹で姿勢制御する。また、下肢や足部に荷重がかかるため、COGが前方にある下肢や足部のBOS上に移動する。その時に、下肢が外転－外旋位、足部は内反位などアライメントの崩れに左右差が生じている場合には、適切なCOGの移動が難しくなる。このように、目標課題の特徴を考慮し、下肢や足部のアライメントをどのようにすべきか考え、姿勢設定をしていく必要がある。これは、食事などの動的な場面だけではなく、静的な場面でも同様である。そのため、目標課題にあわせて姿勢制御する必要があることを十分に理解し、最適なアライメントやBOSの広さ、COGの移動を評価していくことが重要である。そして、これらの評価をチームで共有することを心がける必要がある。

6．臨床で生じやすい姿勢制御の問題点

臨床でどのような姿勢制御の問題点が生じやすいのか提示する。特に摂食嚥下領域に関連する姿勢の問題を中心に、機能的活動への関連についても提示する。

６．１．臥位での問題点

臥位でのアライメントの問題は、麻痺側身体の筋緊張異常や身体の管理不足が多い。脳卒中後の片麻痺患者では、運動麻痺、感覚障害、高次脳機能障害により自身の身体への意識が向きにくい。そのため、床上動作や起居動作の際に自身で位置調整を行わないことが多く、動作のたびに各関節への負担や筋緊張異常が生じ、アライメントの崩れが定着していく。アライメント不良の定着は、筋緊張異常を助長させ、次第に非神経要因の問題が生じる。また、半座位などベッドアップした場合にも、姿勢の崩れが生じやすく、自身で修正せずに運動を行ってしまう。このことは、摂食嚥下障害を有する患者の嚥下訓練場面や食事場面で安全性が確保されない原因となる。中等度から重度の症例では、安静時より頭頸部の伸展が目立ち、後頭下筋群の緊張を持続的に高めることとなる。また、後頭筋、帽状腱膜、前頭筋には相互に繋がりがあるため、顔面全体が挙上し後方へ引き込まれてしまう。そのため、顔面筋の可動性に影響を及ぼす。実際に触診で確認すると、頭部の皮膚の可動性などは低下していることが多い。さらに、下顎の下制後退や舌骨筋群の過緊張や短縮、舌骨喉頭の下制など摂食嚥下に重要な口腔顔面領域にも影響を及ぼす（**図4-8**）[12]。

BOSの問題は、他の姿勢に比べて広く確保できるが、左右差が生じる場合が多い。また、接触面に対して患者自身で押し付けるような反応も多い。中等度から重度麻痺患者で臥床傾向である者は、アライメント不良による筋緊張異常や接触面への押し付けなどの二次的障害を生じやすいことも問題点となる。

６．２．座位での問題点

座位でのアライメントの問題は、臥位と同様に麻痺側身体のの筋緊張異常と身体の管理不足が問題に挙げられる。臥位に比べて抗重力姿勢である座位では、特に肩関節が重力の影響を持続的に受け脱臼などの原因となる。また、臥位と同様に身体各部位でアライメント不良が定着すると、筋緊張異常が非神経要因による問題を生む。臥位に比べて動的に活動する機会が多いが、不良姿勢のままで運動を開始し継続することで、望ましいパターンでの運動が困難となる。非麻痺側を用いた代償戦略を続けると筋緊張の左右差は顕著になり、姿勢筋緊張の異常パターンをより複雑にしていく。

腰部が平板化した姿勢では、姿勢筋緊張異常により、骨盤後傾位で腰椎後弯などの姿勢の崩れが生じ、頭頸部が前突した姿勢を引き起こす、いわゆるフォワードヘッド姿勢となる。この姿勢では、顔面、舌、下顎、喉頭の運動に影響を及ぼす。頭部の位置の異常によって、舌骨上筋群や舌骨下筋群に張力が発生し、下方に引き下がってしまう。舌骨の不安定さは舌や喉頭に影響を及ぼし、嚥下時の適切な運動を阻害してしまう。この際、感覚運動系に問題がなければ、代償運動で対応可能だが、問題がある場合は、最適な位置に調整しないと嚥下が困難になる[13]。

座位におけるBOSの問題は、麻痺側のアライメント不良や神経要因で筋緊張異常や感覚障害が生じ、接触面への感覚入力が低下することがある。そのため、非麻痺側に偏った座位姿勢を持続することとなり、BOSに左右差が生じる。左右差のあるBOSで過ごせば姿勢制御にも偏りが生じ、アライメントの左右差により前述したような問題に繋がっていく。

座位でのCOGの問題は、骨盤の後傾と体幹の屈曲により低くなることである。フォワードヘッド姿勢では頭部の重心は前方に移動し、理想的なアライメント位置から逸脱し不安定さを強める。

ここで移乗動作を例に挙げる。COGが低く、アライメントの崩れが生じている状態で立ち上がり動作を行うと、BOS内にCOGを適

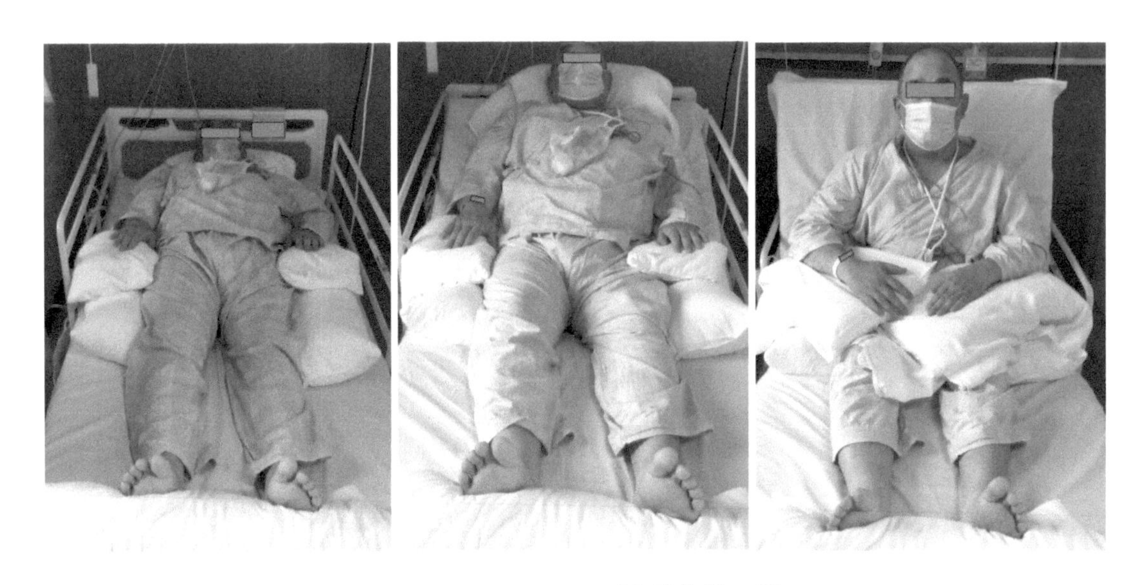

図4-9.ベッドアップ座位姿勢の例

切に移動することが出来ず、代償的に身体各部位で屈曲を強める。その結果、立位を経由することが出来ずに、無理やり移乗を行う場面に遭遇することがある。このような介助を日常的に行うことは姿勢筋緊張の異常を定着させてしまう可能性が高い。

7．姿勢制御への介入

姿勢制御に考慮した姿勢設定を行うことは、摂食嚥下障害の治療において重要な介入方法のひとつである。前述のようにアライメント不良は筋活動を発揮できない以外にも、亜脱臼、姿勢不良定着の原因になることが多い。例えば、体幹の屈曲が生じている場合には、摂食嚥下において不利が生じやすいため、徒手的に体幹の伸展を促すポジショニングとするなど、アライメントとCOGの関係性を考慮しながら調整することで、体幹は活動的になり、目標課題に対する必要な姿勢制御が可能となる。

姿勢制御への介入方法には、①姿勢制御機能が弱化している要素に対して運動療法を行い活性化を促す方法と、②姿勢設定を行い姿勢制御機能の弱化に対して援助し、理想的な姿勢制御機能を持続的に発揮できるように促す方法がある。言い換えれば、運動を用いて活性化させる方法とポジショニングを用いて姿勢を維持する方法である。筆者は後者を意識しながら介入することがほとんどである。もちろん、ポジショニングのみではなく運動療法を行い、姿勢制御機能の活性化を積極的に促す必要性の高い状況も存在する。対象者が置かれている状況にあわせて介入の程度は自身で調整し、どちらかにのみ固執しないことが重要である。

7．1．ベッド上の姿勢設定の例

筆者が行っているベッドアップ時の姿勢設定の例を**図4-9**に示す。基本的にはベッドアップする前に、ベッドアップによる変化を予想してアライメントの修正やBOSの調整を行う必要がある。経験上、ベッドアップに対して麻痺側下肢が外転ー外旋位となってしまうことが多い。また、骨盤が前傾位とならず前

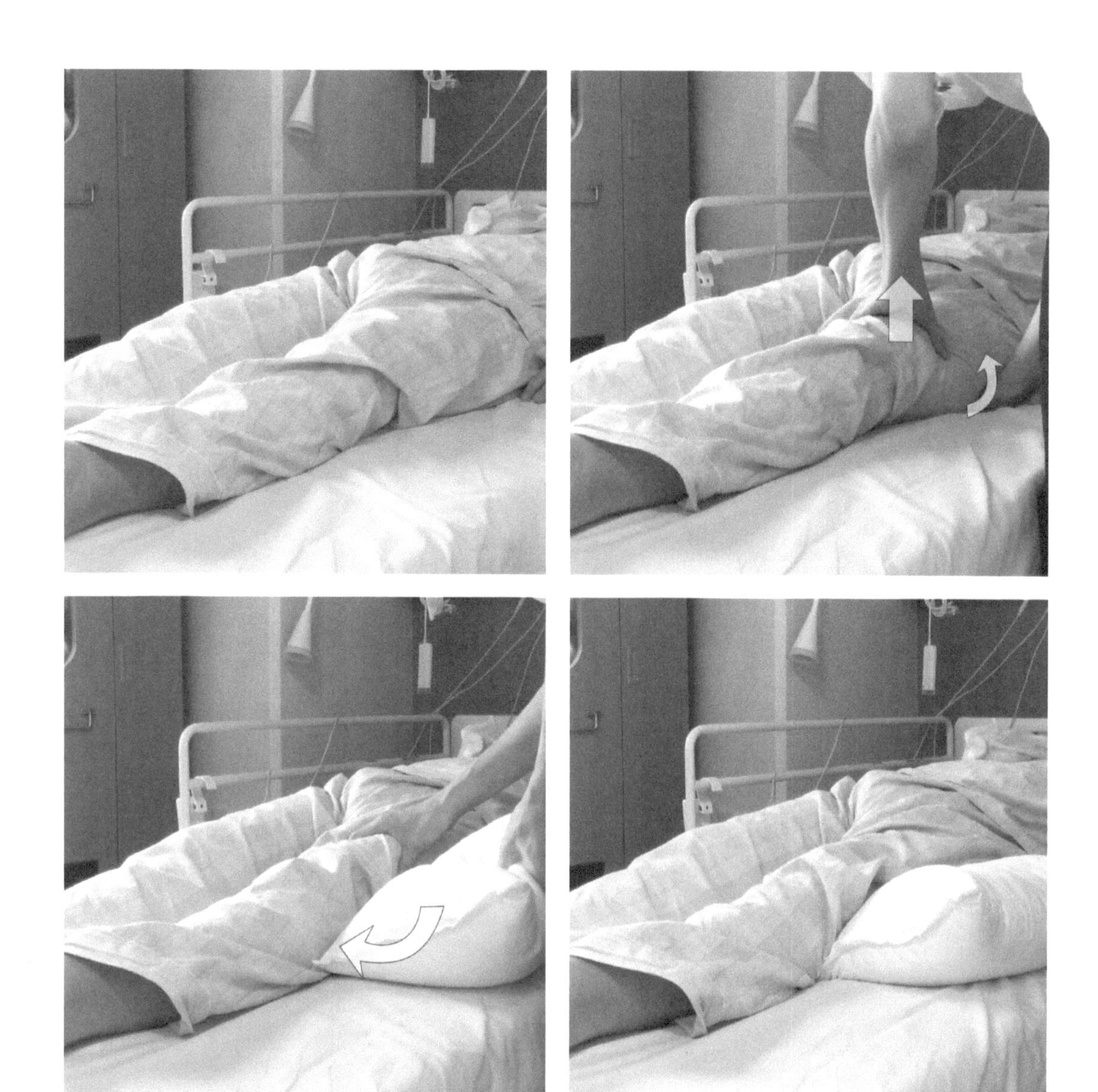

図4-10.臥位での枕を用いたポジショニング例

方に移動してしまい適切なポジショニングが難しくなる。そのため、下肢が外転ー外旋しないように予め枕などを用いて下肢のアライメントが変化しないようにポジショニングしておく。この時、足関節は底屈しやすくなるが、今後の起居動作などを考慮すると、足関節の背屈を維持し、足底への持続的な感覚入力が望ましい。明確な感覚入力のためには箱など硬いものを足底に設置することが望ましいが、難しい場合に毛布や枕、タオルなどを用いて、足関節の背屈の維持と感覚入力を行う。

上肢は、BOSが少ないと重みにより体幹の屈曲傾向を強める可能性がある。そのため、ベッドアップの過程で上肢に対してBOSを調整し、免荷状態を作るようにベッドアップ前にポジショニングする。また、手からの感覚入力は麻痺側の管理につなげるために、手も枕に接触させるなど感覚入力を意識したポジショニングを行う。肩甲帯や頭頸部もBOSを

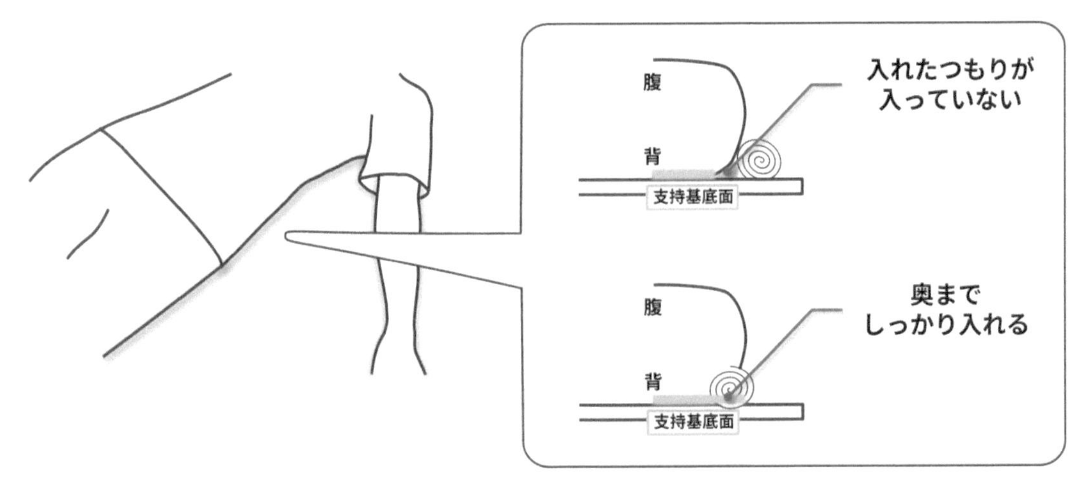

図4-11.タオルを用いたBOS確保の例

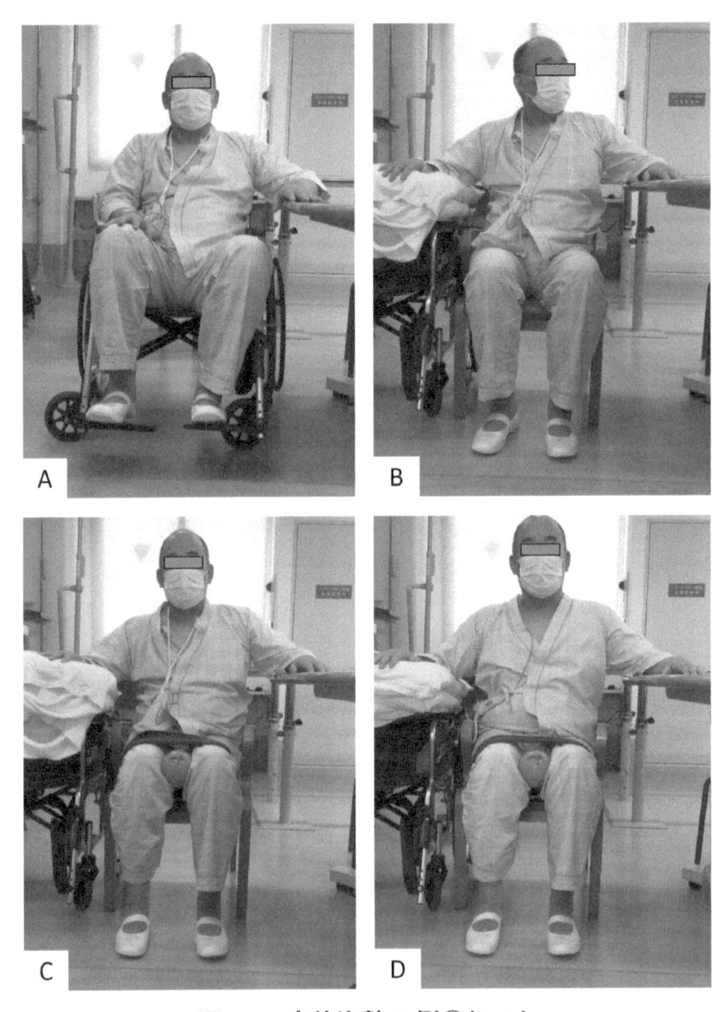

図4-12.座位姿勢の例①(A-D)

確保し、ベッドアップによるアライメントの崩れを防止しておく。ベッドアップ後は、目標課題にあわせて枕の位置などを修正する。

ポジショニングを行う際は、枕やタオルをただ身体とベッドの間に置けば良いというものではない。一見すると挟み込んだように見えても、身体の構造上隙間が生まれやすい。そのために、筆者は枕やタオルを入れる場合には**図4-10**のように身体の下に入るように行うことが多い。この時、身体とベッドの空間を枕やタオルで埋めることが重要である（**図4-11**）。中途半端な状態ではBOSとして扱うことができずに不安定となり、むしろ押し付けを強める場合などもある。ポジショニングを行うことで生じる感覚刺激に対しては、上記のような配慮が必要である。

摂食嚥下障害の治療では、頭頸部の自由度確保や頭頸部と口腔顔面領域の協調機能向上のために、頭頸部の後方にある枕などを外しながら行うことがある。しかし、頭頸部が伸展するなど不安定さを認めるケースは少なくない。この不安定さが原因で頭頸部と口腔顔面領域が協調的な運動が出来ない場合には、枕などを残し、接触面を確保しておく必要がある。特にベッド上で治療を実施せざるを得ない場合には、ベッド上で頭頸部の安定性を確保したなかで訓練を実施していくことが多い。

なんらかの課題を実施する場合、時間経過とともに姿勢の崩れが生じるため、その都度調整することが重要である。特に負荷の高い訓練課題の実施時には、頭頸部や口腔顔面領域など目標とする器官以外にも体幹や肩甲帯などに運動が波及してしまう。ポジショニングは一度行えば完成するものではなく、反応ごとに時々刻々と変化し、どの姿勢が最も効率的で最適なものなのかを考慮し実施していくことが重要である。体幹や頭頸部などの姿勢筋に対して促通を目的とした姿勢で行うのか、口腔顔面領域の効率的な運動のために安楽な姿勢で行うのか、目的によっても姿勢設定は大きく変わる。訓練目標と身体機能評価を明確にした上で姿勢設定や訓練を進めていくことに留意されたい。

７．２．座位での姿勢設定の例

次に筆者が行っている座位での姿勢設定の例を**図4-12**に示す。座位での治療が可能ということは、頭頸部の安定性が確保されていることが前提になる。口腔顔面の運動中に頭頸部の安定性をどのように確保するかについては、次項で説明したい。本項ではその前の姿勢設定について示す。

脳卒中後患者では、**図4-12A**にあるような車椅子姿勢となっていることが多い。骨盤は後傾位で麻痺側下肢は外転－外旋位である。臥位の姿勢設定の項でも述べたが、上肢の重さが体幹の屈曲を強める場合があるため、上肢の重さを取り除き、姿勢制御の一部として働くように姿勢設定していく。やや大雑把ではあるが、頭頸部や口腔顔面の運動を行う前に、①下部として骨盤帯と下肢－足部、②上部として上肢と体幹、これらのアライメントとBOSの調整を行い、姿勢設定していく。

身体の下部と上部は互いに影響しあっており、一方の調整を行えばもう一方の運動が容易になる。その結果、より効果的に調整できる可能性が高くなる。筆者は下部である骨盤帯と下肢－足部の調整から行うことが多い。これは下部からアプローチし、BOSを調整したほうが、持続的に感覚入力がなされ、能動的反応として体幹の伸展が生じやすくなると考えるからである。まず、骨盤と下肢－足部のアライメントとBOSの調整を行うように介入したいが、**図4-12**で使用しているような一般的な車椅子では座面が沈んでいる。このような場合、アライメントの左右差が生じやすく、適切な感覚入力がえられずに筋活動を促通するには不利である。ここでは車椅子から座面に硬さのある椅子に移動した。もちろ

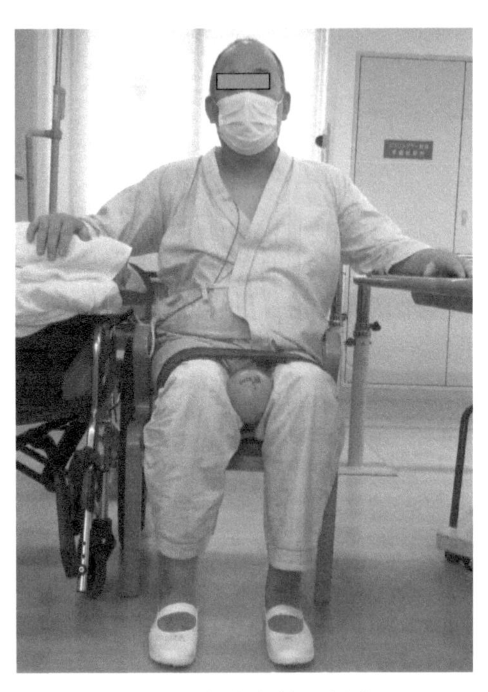

図4-13.座位姿勢の例②

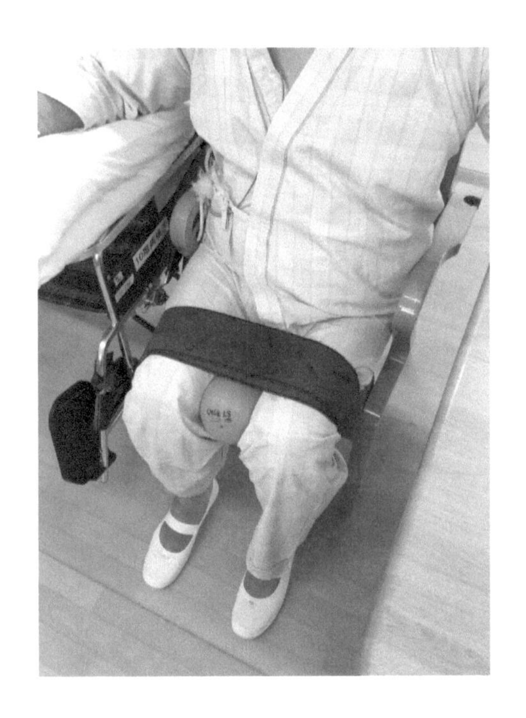

図4-14.バンドとボールを用いた下肢のアライメント調整の例

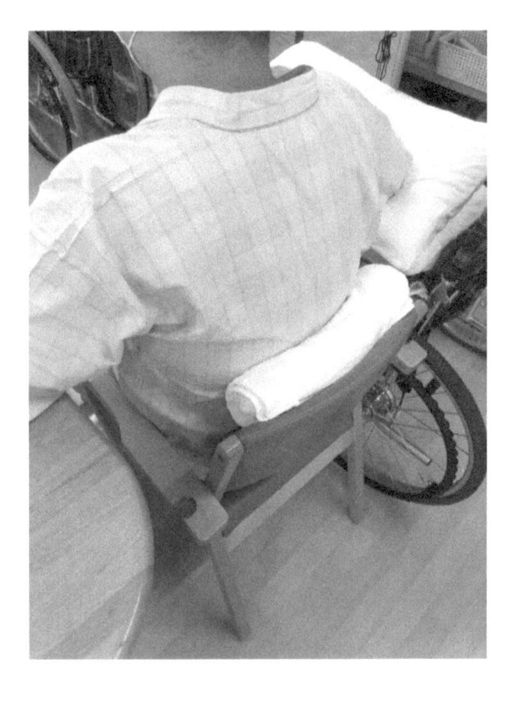

図4-15.背面へのタオル使用の例

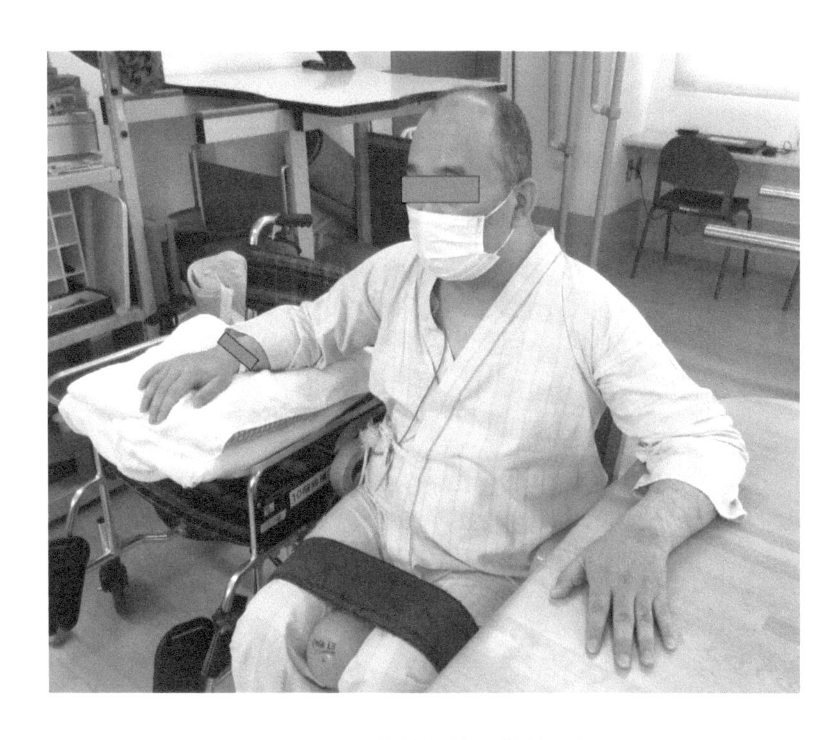

図4-16.座位姿勢調整後の例

ん、適切なシーティングが行われている場合には、そのままの車椅子で問題ないので、この過程は割愛して良い。

図4-12Bでは車椅子から椅子に座り替えて非麻痺側上肢を車椅子テーブルの上にあるクッションに置いている。両側上肢の位置を調整することで上肢からの感覚入力が姿勢制御の助けになり、上肢の重みが免荷されて体幹の屈曲を防ぐことが期待できる。目的としては、上部の調整を行って、下部の運動を誘導しやすくなるよう実施する。

次に下肢のアライメント調整を行う。前述のように骨盤が後傾位の場合には、下肢のアライメントは外転－外旋位になりやすく、骨盤を前傾位に誘導することが難しくなる。そのため、下肢のアライメント調整から行う。下肢のアライメント調整には大腿－下腿の筋アライメントの調整を行いながら、適切な位置を**図4-12C**で示すように、バンドとボールを用いて安定させる。筋アライメントについては、患者によって差が大きく一概に述べることが出来ないのでここでは割愛する。著者は目標とする下肢のアライメントを正面から見た際に、股関節、膝関節、足関節（踵）が一直線になっており、矢状面からは膝関節の直下に足関節（踵）が来るよう調整している。この時点で**図4-12A**と比較して体幹が伸展していることがわかる。

次に骨盤を徒手的に前傾位に誘導する。その際、骨盤の前傾をスムーズに誘導できない、もしくは体幹が前方に倒れて屈曲してしまうケースがある。その場合、上肢の位置を高くすることや体幹を伸展するように誘導するなど、COGが高くなるように設定する。上部を安定させれば、下部である骨盤が前傾位へ移行するよう誘導が可能になるケースは多い。骨盤の前傾運動に連動して体幹の伸展運動が生じ、さらにCOGが高くなることを期待する。体幹の伸展運動が生じた場合には枕やボールを用いてCOGが高い状態を保持す

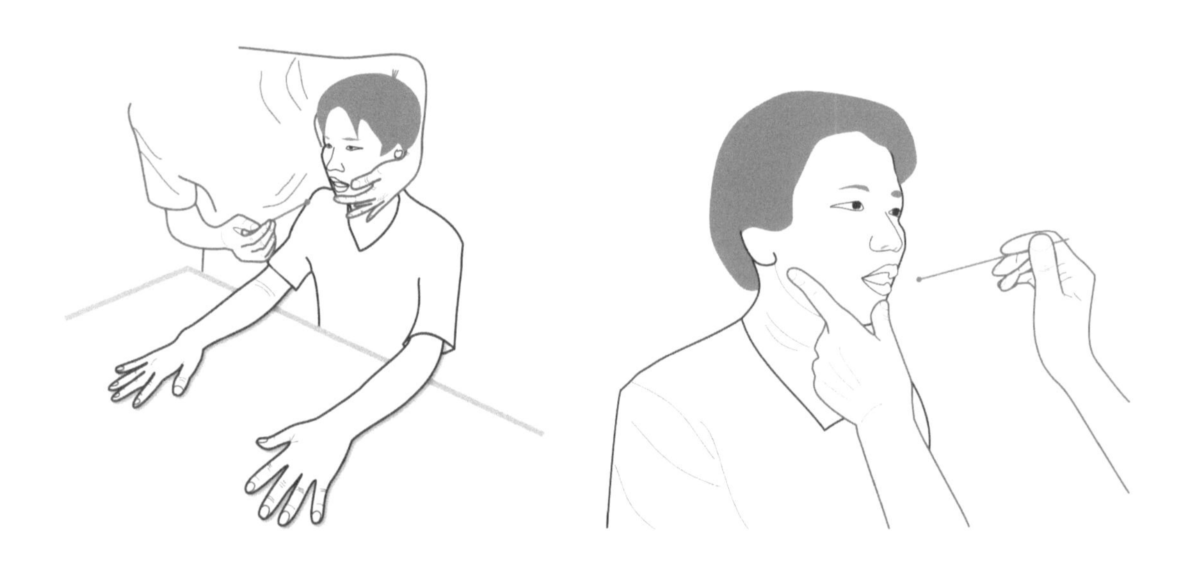

図4-17.オーラルコントロール

る。**図4-12D**では胸郭の後方にある椅子の背もたれにタオルを入れて、体幹の伸展活動を維持できるようにポジショニングしている。次に非麻痺側体幹の伸展運動が不十分であると視診で評価し、体幹の伸展を徒手的に誘導した際にも、運動に追従する反応に乏しさがあると判断した。クッションで上肢を支持しているが、高さがやや低いと判断し、クッションから枕に変更し、体幹のアライメントの対象性を保つ目的で**図4-13**のように姿勢設定した。各過程の別角度の状態に関しては**図4-14**、**図4-15**、**図4-16**を参照いただきたい。

今回提示した座位での例は、食事場面など機能的場面というよりも、訓練場面を想定したものとなり、食事場面では異なる座位姿勢の設定が要求される。目的とする課題や環境などの文脈に合わせて姿勢設定を行うことが重要である。

ここで強調しておきたいのは、この一連の流れのみでは理想とされるアライメントまで誘導できていないという点である。例えば、**図4-16**でもわかるように、依然として体幹の屈曲を認め、肩甲帯は前方に位置し、ややフォワードヘッド姿勢となっている。今回の介入ではアライメントとBOSの調整、わずかな骨盤と体幹の運動のみを実施しているため、完全に理想とするアライメントを目指すのは難しい。それを許容した上で、チームで連携し、治療を行うための現実的な理想とする姿勢を検討する。あくまでも目的は嚥下の訓練を行うことであり、姿勢設定はその最低限の下準備である。

7．3．頭頸部の安定性

脳卒中患者では、姿勢を問わず口腔顔面領域の運動を行うと頭頸部が伸展し、頭頸部と口腔顔面領域の協調性が損なわれる場面が多い。この際、課題の負荷量、頭頸部の安定性の確保について評価する。後者に対しては、いかにポジショニングもしくは

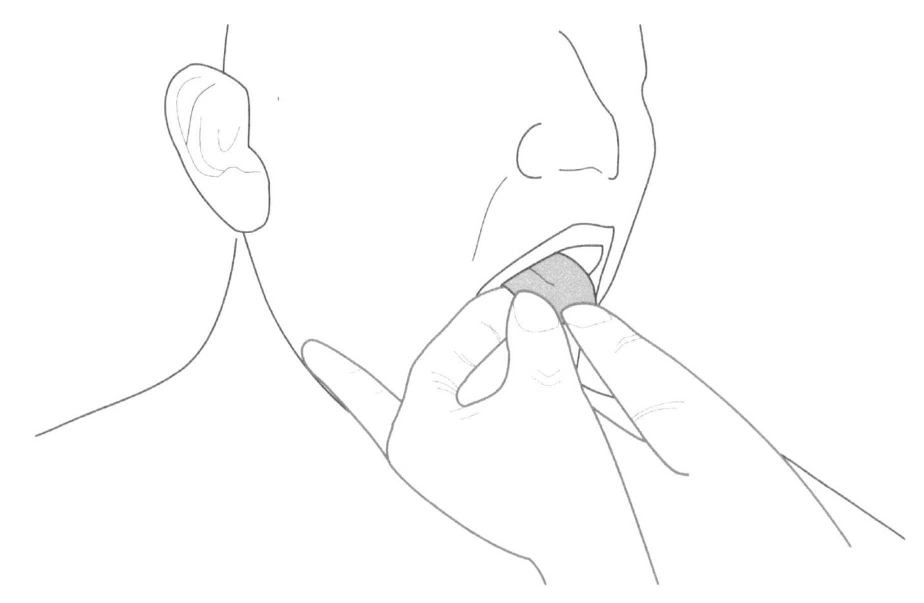

図4-18.舌のストレッチ時の下顎安定の例

徒手的に安定性を提供するかが訓練の鍵となる。筆者は、オーラルコントロールという手技を用いて頭頸部の安定性を確保することが多い。オーラルコントロールは、身体の自律的な反応と口腔の機能的な活動を同時に促して、望ましい活動を実現する手技のひとつである[12]。具体的な実施の様子を**図4-17**に示す。オーラルコントロールとは異なるが、著者は**図4-18**のように舌のストレッチを行う際に、下顎の安定性を確保するため、中指や薬指を下顎に添えることが多い。運動する器官以外のパーツをどのように安定させるか考えて介入することが重要である。舌へのアプローチは第2章も参照されたい。

注意点として、オーラルコントロールは徒手的に固定する手技ではなく、理想とする運動方向を誘導するために感覚情報を提供する手技であることを忘れてはならない。このような頭頸部の安定性を高めた上で、本書で触れている舌や喉頭のアプローチを行うことが重要となるだろう。

8．まとめ

今回、摂食嚥下障害の治療における姿勢設定について簡単に述べた。姿勢の評価には「アライメント」、「支持基底面」、「身体重心」を評価することが重要である。今回は詳細に述べていないが著者は高次脳機能障害患者に対して探索課題などを行う際にも姿勢の変化はより注意し観察し設定している。摂食嚥下障害への治療を行う場合には常に姿勢の状態を把握し、必要であれば介入する必要があると考えている。

今回紹介した姿勢設定については一例であるため、臨床ではケースに合わせて姿勢設定を試行錯誤して最適な方法を模索してもらいたい。

文献

１）稲本陽子：摂食嚥下リハビリテーションにおける姿勢調整の意味と効果. 言語聴覚研究, 16(1),22-27, 2019.

２）浅香満：理学療法用語~正しい意味がわかりますか~　アライメント. PTジャーナル,44(10),891, 2010.

３）中村隆一：基礎運動学第6版補訂, 医歯薬出版, 2012.

４）Shumway-Cook A, Marjorie H：モーターコントロール 原著第5版　研究室から臨床実践へ(田中繁ら監訳),　医歯薬出版, 2020.

５）久保祐子　他：姿勢・動作分析における身体重心点の視覚的評価の検討, 理学療法学, 33(3),p. 112-117, 2006

６）Kapandji AI：カパンジー機能解剖学 全3巻 原著第7版(塩田悦仁 訳), 医歯薬出版, 2019.

７）Donald　AN：筋骨格系のキネシオロジー　原著第3版（P. D.Andrewら監訳）, 医歯薬出版, 2018.

８）日本骨折治療学会：関節可動域表示ならびに測定,2021.（https://www.jsfr.jp/download/info/2021/20211129_03.pdf)

９）金子唯史：脳卒中の動作分析　臨床推論から治療アプローチまで, 医学書院, 2018.

１０）対馬栄輝：運動療法学,メジカルビュー社, 2020.

１１）Kelly W et al.： A clinical application guide to Standardlized wheelchair seating measures of the body and seating support surfaces. Revised Edition. University of Colorado, 2013.

１２）梶浦一郎　他：脳卒中の治療・実践神経リハビリテーション, 市村出版, 2010.

運動アプローチと電気刺激療法

（外山慶一）

1．はじめに

摂食嚥下障害に対する治療は、“口から食べる”ことを目的とし、徒手的療法や物理療法、代償法を駆使して、「どのようにしたら食べることができるか？」を追究し、患者や患児を支援する。物理療法では寒冷療法、電気刺激療法、振動刺激療法などが用いられており、本章では電気刺激療法の実際を解説する。

2．電気刺激療法の概念

電気刺激療法は、治療方法やその目的により機能的電気刺激（Functional Electrical Stimulation:FES）と治療的電気刺激（Therapeutic Electrical Stimulation:TES）に分けられる[1)]。FESは、心臓のペースメーカーや人工内耳など、中枢神経系の障害によって失われた回復不能の生体の機能を、電気刺激を用いて代行しようとするものである。TESは電気刺激を治療として用いる場合の総称で、経皮的末梢神経電気刺激（Transcutaneous Electrical Nerve Stimulation:TENS）と神経筋電気刺激（NeuroMuscular Electrical Stimulation:NMES）などが含まれる。TENSは疼痛の軽減を目的に用いられ、NMESは主に筋力増強や神経筋再教育を目的とした電気刺激のことで、運動療法と併用することで治療効果を促進する。また、NMESは電気刺激により運動神経のみならず感覚神経も脱分極させる。遠心性効果では筋収縮を誘発し、求心性効果では感覚野へ伝わることが知られている[2)]。

3．嚥下障害に対する電気刺激療法の必要性

筋萎縮は脳卒中後72時間以内に開始され、Type II 線維（速筋）に量的減少が生じる。また、サルコペニアや老化などの廃用性筋萎縮による筋線維の減少もType II 線維に有意に起こると言われている[3)]。一方で、通常の随意運動では小さな運動単位から動員され（Hennemanのサイズの原理）、負荷がかかるにつれて大きな運動単位が加勢されていく。つまり、通常の随意運動の筋収縮では運動単位が小さいType I 線維（遅筋）からの興奮ということになり、Type II 線維を動員するには、随意的な強い筋収縮力が必要となる。ここで嚥下に関与する筋の分類を考える。嚥下反射で喉頭挙上において最も重要な舌骨上筋群の顎舌骨筋や顎二腹筋はType II 線維が多く含まれるとされている[4)]。

急性期のリハビリテーションを考えると、全身状態や意識レベルなどによって、筋力増強訓練などを積極的に実施できにくいことが多い。このような場合、Type II 線維の動員頻度が少なくなるため、早期に嚥下関連筋が筋萎縮を引き起こす可能性が高いといえる。

次に嚥下訓練での電気刺激の必要性について述べる。電気刺激では、太い軸索のType II 線維を先行して興奮させることができると言われている[3)]。つまり、最大収縮力

が必要なTypeⅡ線維の動員を電気刺激にて補うことができる可能性が高いため、電気刺激に併用して随意運動を行うことは、すべての筋線維を動員させるため利点となる。このように、電気刺激を行うことによって、随意収縮のみでは得られにくい効果をより早期に、より効率的に得ることが可能である。

4．電気刺激療法の禁忌・注意点

臨床で活用する前に、電気刺激療法の有害事象と禁忌を理解しておく必要がある。一般的な禁忌、注意点は専門書に譲り、ここでは摂食嚥下障害に関する事項を述べる。禁忌はペースメーカーなど体内に電気刺激装置を埋め込んでいる患者、頸動脈洞への電気刺激である。頸動脈洞反射は血圧低下や徐脈、不整脈、失神など誘発する可能性が危惧される。また、舌骨上筋群の中でも、顎二腹筋後腹や茎突舌骨筋は、表皮からの電気刺激では深部に位置しているため電流が達しにくく、また舌骨を後方に牽引することからNMESを実施する対象とはならない。

有害事象を誘発しないためにも、電気刺激前後や電気刺激中はバイタルサインの測定は必須である。また、頸動脈エコーで血管の狭窄率が高い場合や、可動性のプラークの存在が確認されると有害事象につながる可能性もあるため、事前に検査することも推奨する。なお、これまでの臨床経験においては有害事象の経験はなく、論文などでも報告されていない。

5．電気刺激パラメータ

刺激条件は刺激部位や目的などにより適宜変更する必要があるため、パラメータの意義の理解が非常に重要である。

①刺激波形

矩形波、三角波、正弦波などさまざまあり、治療目的によって使い分けられる。多くの低周波治療器には二相制対称性パルス矩形波が用いられることが多い。

②電気刺激の強度

ミリアンペア（mA）で表す。感覚神経や運動神経の興奮を促す。

③相幅（パルス幅）

マイクロ秒（μsec）で表す。非常に短時間に生じる一定の幅をもった電流をパルス波といい、パルス波が生じている時間のこと。

④周波数

1秒間に出力されるパルス数で、ヘルツ（Hz）あるいはパルス数（pps）で表す。筋力増強は30Hz～が推奨されており、高い周波数で刺激するほど、早く筋疲労を生じる[2)]。**図5-1**のように、1Hzで刺激では筋は単収縮を起こすが強縮とはならず、一定の張力を維持できない。2Hz以上で刺激すると収縮が加重され、筋収縮力が大きくなる。パルスを反復刺激して強縮を起こすことにより張力を一定に保ち、随意運動時に近い収縮を行うことができる。

⑤ランプアップとランプダウン

ランプアップは電流強度をすぐにピークまで上昇させるのではなく、徐々にピークまで上昇させる時間のこと。**図5-2**では、1秒かけて電流強度をピークに上昇させている。ランプアップが長いほど、不快感が少なくなるため、筋に対する刺激を緩和するために設けられている。

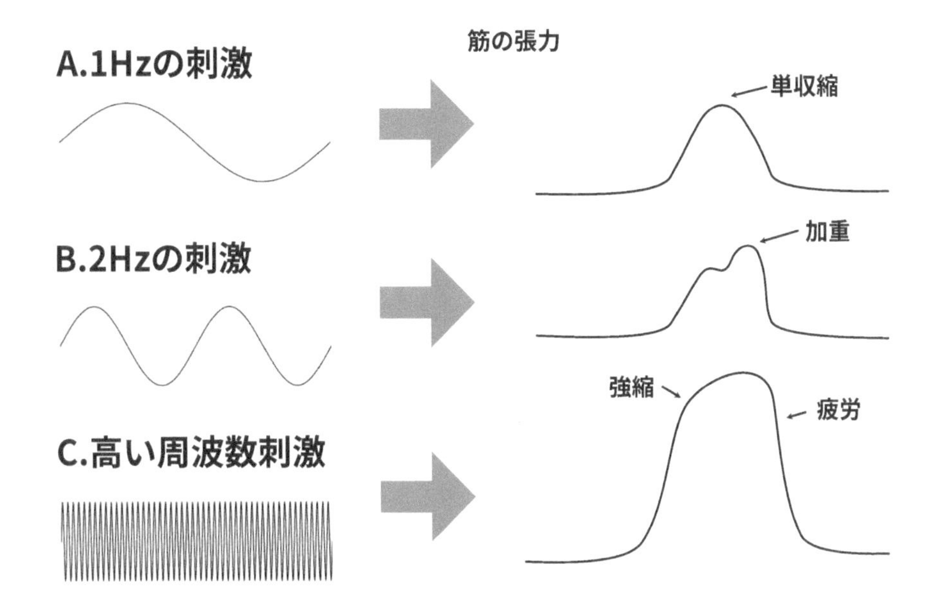

図5-1.周波数と筋の収縮活動
周波数の表示はわかりやすさのため
正弦波で示した。Cは50Hzである。

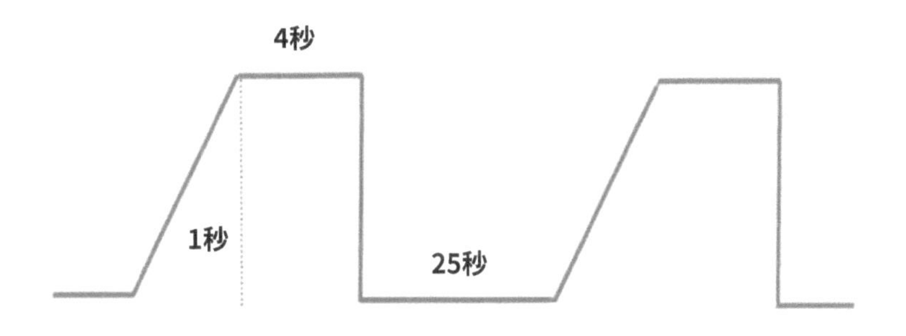

図5-2.ランプアップとDuty Cycleの例

ランプダウンは電流強度のピークからゼロになるまでの時間のことである。

⑥オン／オフ時間

電流を流す時間（オン）と休止する時間（オフ）のこと。

⑦Duty Cycle (on/off)（図5-2）

オン／オフが繰り返し代わり、刺激時間と休止時間の比率のこと。オフ時間に対してオン時間が長すぎると容易に筋疲労をきたしてしまうため、初めて電気刺激を実施する場合は、休止時間を長めに設定したほうが疲労は生じにくい。そのためオン：オフを1：5の割合から開始し、患者が慣れてきたら刺激回数を増やすために休止時間を短くしていく。

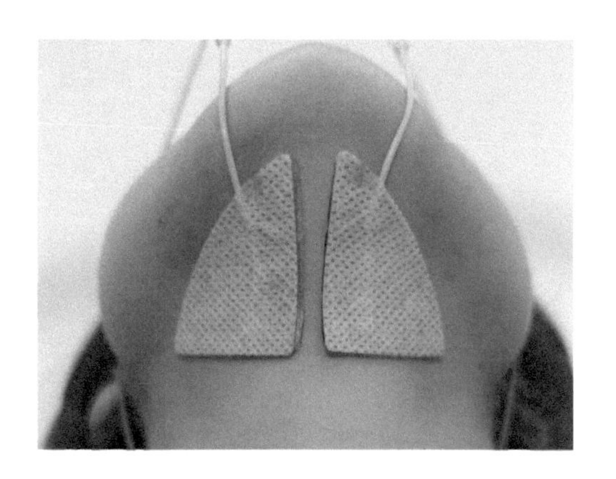 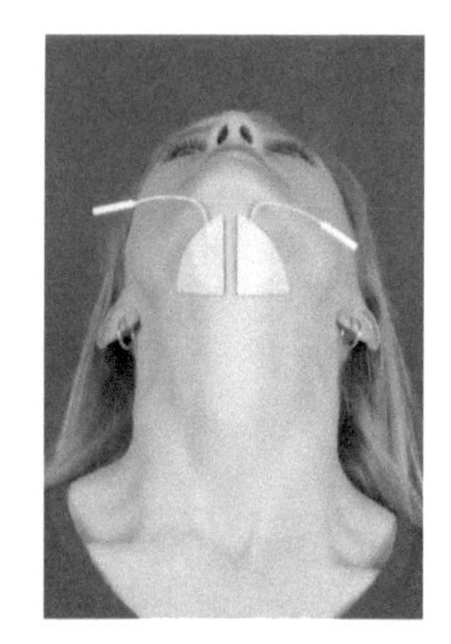

図5-3.Eシリーズ電極

6．嚥下障害に対する電気刺激療法のエビデンス

嚥下障害に対するNMESの効果はメタアナリシスで報告されている[5]。NMESのみの治療と嚥下訓練のみの比較では有意差を認めないが、NMESを併用した嚥下訓練は併用しない訓練より効果は高い。つまり、電気刺激のみでは効果は乏しいが、電気刺激と運動療法を併用することによって、より効果的な訓練となる。本邦においても、脳卒中治療ガイドライン2021では「咽頭部への経皮的電気刺激を行うことは妥当である（推奨B、エビデンスレベル高）」であり、高いレベルで推奨されている[6]。

7．嚥下障害に対する2つの電気刺激療法

摂食嚥下障害に対する電気刺激療法は、感覚閾値レベルの電流強度で刺激する経皮的末梢神経電気刺激療法と、運動閾値レベルの電流強度で刺激するNMESの2つに大別される。その他、HVPC（High-Voltage Pulsed Current）を用いた嚥下障害に対するNMES[7)8)]や、近年では磁気刺激を用いた治療[9]も臨床に応用されている。

本邦の経皮的末梢神経電気刺激療法ではGentleStim®が頻用されている。GentleStim®の目的は咽喉頭感覚の改善であるため、筋を収縮させることを目的とする運動閾値レベルでの電気刺激療法ではなく、軽微な電流で行う感覚閾値レベルでの電気刺激療法である。上喉頭神経内枝を目標として、電極は2種類の電極を下顎角から胸鎖乳突筋の前縁に配置する。刺激条件は1組の電極から2,050Hzを出力、もう1組の電極から2,000Hzを出力し、重なり合う範囲に発生する50Hzの干渉低周波を利用して治療を行う。周波数は50Hzで、刺激時間は15～30分で、刺激強度は3mA前後が一般的である。訓練方法は、直接訓練や間接訓練との併用や、電気刺激のみの方法もある。嚥下障害患者に対するRCTの報告では、嚥下障害を呈する患者43名を、コントロール群は21名、電気治療群は22名に分けて効果を検証した。その結果、電気治療群の方がコントロール群よりも有意に咳反射の出現時間が短縮し、1日の食事量が向上したことを報告

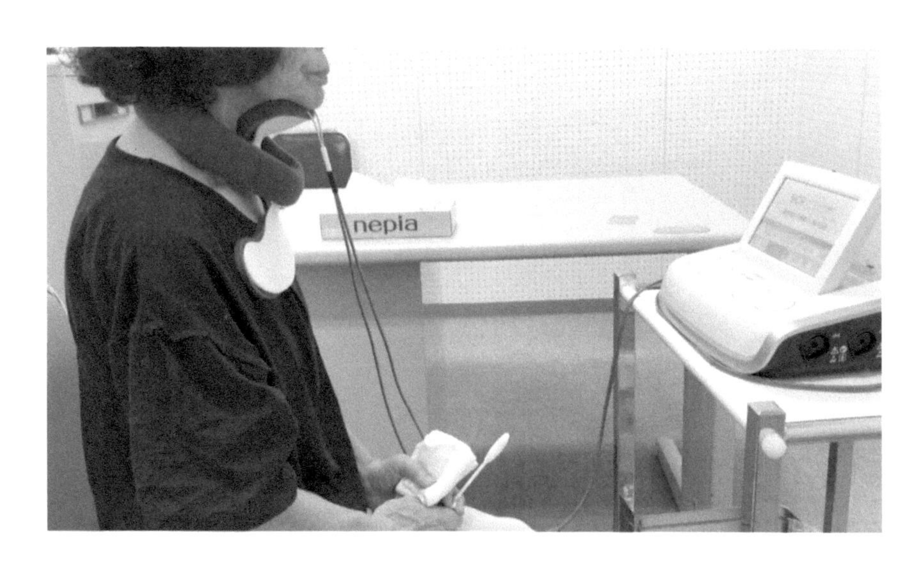

図5-4.Eシリーズ電極配置例とRPD固定具の使用例

している[10]。つまり、干渉波刺激を用いた感覚刺激療法では咽頭喉頭の感覚を上昇させ、咳反射を向上させる効果が示唆されている。

本邦のNMESではイトーpostimとVitalStim®が頻用されている。ここでは、イトーpostimを使用した、ESP™療法（Effective Swallowing Protocol：実用的嚥下プロトコル）についてより詳細に解説する。

ESP™療法とは低周波を用いてのNMESと努力嚥下を併用した訓練であり、米国で使用される治療器は2013年にFDA（アメリカ食品医薬品局）の医療器認可を受けている。国内では、電気刺激装置のイトーpostimと扇形電極のEシリーズ電極（**図5-3**）、姿勢保持装具であるRPD固定具を用いる。Eシリーズ電極の特徴は電極の形が舌骨上筋群を考慮されており、均一な電流の分散が可能なため心地良い筋収縮を引き出すことができる。RPD固定具は正常な頸椎アライメントを保持させながらNMESを実施でき、電極も固定することで導電性を向上させている（**図5-4**）。患者に合わせて調整可能で、抵抗運動プログラムにより筋力強化も可能である[11]。対象は嚥下筋（舌骨上筋群）の筋力低下や舌骨・喉頭運動範囲制限、喉頭閉鎖不全、食道入口部開大時間の短縮、舌根後退運動の低下、咽頭収縮の低下などである。

NMESの目的は嚥下関連筋の筋力増強であり、刺激部位は舌骨上筋群の顎舌骨筋、顎二腹筋前腹、オトガイ舌骨筋であるため、Eシリーズ電極をこれらの位置に配置する。臨床上で重要なポイントは、該当箇所をアルコール綿でしっかりと拭うことである。これが不完全であると、電気抵抗が上昇し患者の不快感や痛みが生じやすくなり、十分な電流強度が確保できない。また、電極が皮膚に対しフィットしていないと非効率な電気刺激になるため、十分な筋収縮を促すことができない。刺激条件は相幅が50μsec、周波数が30Hz、ランプアップが1秒、Duty Cycle (on/off)が5/25秒、刺激強度が耐えられる範囲までとし、治療時間は30分である[12]。併用する訓練は3パターンあり、訓練①があごを胸に近づけての努力嚥下、訓練②があごを胸に近づけてのメンデルゾン手技後に努力嚥下、訓練③があごを胸に近づけて、下顎の開閉運動をしてからの努力嚥下であり、段階的に訓練強度が増している。

嚥下障害患者に対するESP™療法のRCTの

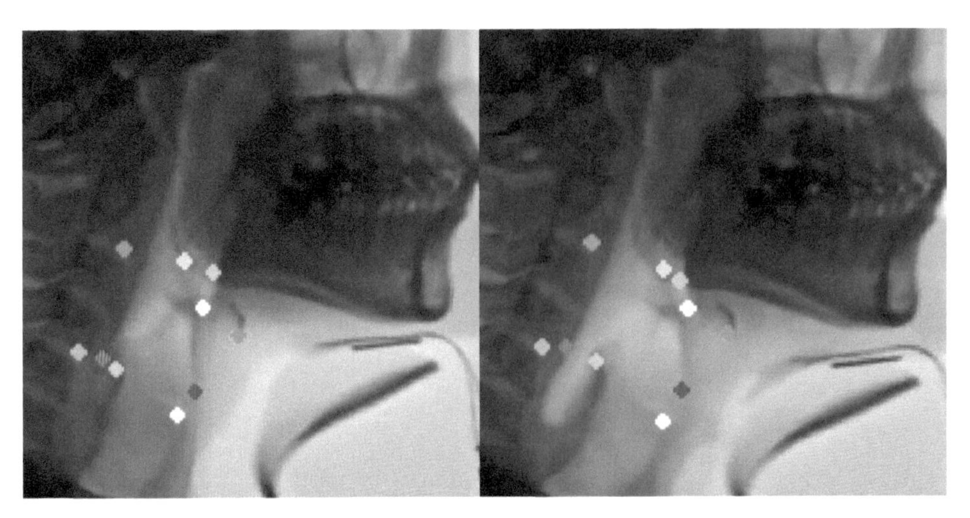

図5-6.電気刺激前と電気刺激中の舌骨喉頭の前上方運動や喉頭前庭の拡大

報告では、嚥下障害を呈した脳血管障害患者30名をコントロール群は15名、ESP™療法群は15名に分けて効果を検証した結果、ESP™療法群の方が栄養摂取レベルを示すFOIS（functional oral intake scale）、喉頭侵入・誤嚥の重症度を示すPAS（Penetration Aspiration Scale）、食事のQOLにおいても改善率が良好であることを報告している[12]。

訓練の進め方は、まずは電流強度を感覚閾値レベルとし、電気刺激に慣れてもらうことが重要である。電気に対していい印象を持っていない可能性もあり、拒否となると治療ができなくなる可能性もあるため、慎重に導入し、慣れてもらうことで安心感をもたせることが必要である。慣れてきたら、徐々に電気強度を増加し、オトガイ部（舌骨上筋群）の筋収縮や患者の自覚を確認しながら徐々に強度を増す。最終的には耐えられる最大の強度まで上げ、電気刺激中の5秒間に努力嚥下を行うなどの併用訓練を行なっていく。なお、併用訓練で直接訓練を用いるのは禁忌である。電気刺激を与えた際に、舌骨上筋群が収縮することによって喉頭前庭が開大するため（**図5-6**）、誤嚥のリスクが危惧されるからである。

8．刺激条件のレベルアップ

刺激条件のレベルアップを**図5-7**に示す[13]。より効果的なNMESを実施するには、刺激条件をどうレベルアップさせるかが肝である。初期はDuty　Cycleを5/25秒に設定しているが、休止時間を短縮していくことで電気刺激が入力される回数を段階的に増加させ、同時に努力嚥下を行う回数を増やしていく刺激条件の変更はDuty Cycleだけでなく、電流強度も徐々にアップしていくことが重要である。患者の体調や皮膚の状態により、日々の電流強度の調整は必要であるが、基本的には段階的にアップできるように設定していく。

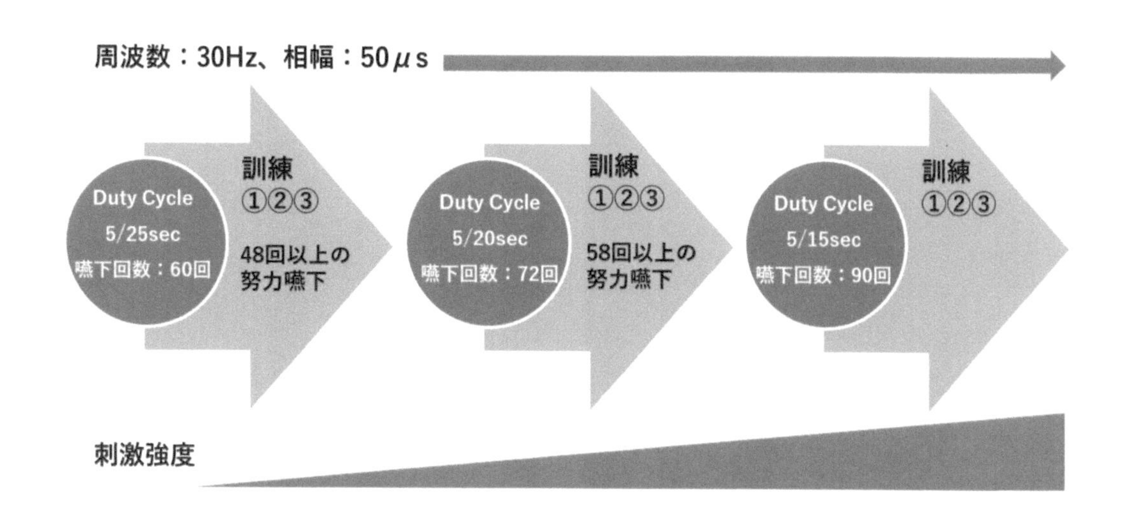

図5-7.刺激条件のレベルアップ

9．最後に

嚥下障害に対する電気刺激療法は電気刺激だけでは効果は乏しく、運動を伴う訓練と併用することで通常の訓練以上の効果を発揮する。したがって、電気刺激療法に、どのような訓練を組み合わせてアプローチをするかがセラピストの醍醐味であり、腕の見せ所である。そのためにも、電気刺激に関する知識や有害事象、解剖生理、運動学習といった基本的事項を抑え、正しくかつ安全に電気刺激を活用することが、さらなる機能改善へと繋がり、患者への貢献に寄与できるだろう。

文献

1）網本和, 菅原憲一：物理療法学　第5版, 医学書院, 2020.
2）庄本康治：エビデンスから身につける物理療法　第2版，羊土社, 2023.
3）庄本康治：最新物理療法の臨床適応, 文光堂, 2012.
4）Kent RD：The uniqueness of speech among motor systems, Clin Linguist Phon. 495-505, 2004.
5）Chen YW, et al.：The effects of surface neuromuscular electrical stimulation on post-stroke dysphagia: a systematic review and meta-analysis. Clinical Rehabilitation 30, 24-35, 2016.
6）一般社団法人日本脳卒中学会　脳卒中ガイドライン委員会：脳卒中ガイドライン2021[改訂2023]，株式会社協和企画, 2023.
7）外山慶一　他：神経筋電気刺激療法(Neuromuscular Electrical Stimulation : NMES) による嚥下機能改善へ向けた舌骨と喉頭運動の検討, 総合リハビリテーション39(10),　977-985, 2011.
8）Toyama　K,　et　al.：Novel　Neuromuscular　Electrical

Stimulation System for Treatment of Dysphagia After Brain Injury. Neurologia medico-chirurgica 54, 521-528, 2014.
９）Nagashima Y, et al.：Effect of electromyography-triggered peripheral magnetic stimulation on voluntary swallow in healthy humans. J Oral Rehabil 48, 1354-1362, 2021.
１０）Maeda K, et al.：Interferential current sensory stimulation, through the neck skin, improves airway defense and oral nutrition intake in patients with dysphagia: a double-blind randomized controlled trial. Clinical Interventions in Aging, 1879-1886, 2017.
１１）Watts CR, et al.：Measurement of hyolaryngeal muscle activation using surface electromyography for comparison of two rehabilitative dysphagia exercises. Arch Phys Med Rehabil, 2542-2548, 2013.
１２）Sproson L, et al.：Combined electrical stimulation and exercise for swallow rehabilitation post-stroke: a pilot randomized control trial. Int J Lang Commun Disord, 405-417, 2018.
１３）外山慶一：嚥下障害に対する神経筋電気刺激療法(Neuromuscular Electrical Stimulation;NMES), Geriatric Medicine 57(11), 1111-1113, 2019.

徒手的言語聴覚療法研究会
（https://www.toshuteki-gengoryoho.jimdofree.com）
「徒手的言語聴覚療法」とは、dysarthriaや摂食嚥下障害に対する徒手的治療法を指し、当研究会はその開発や普及を目的に平成27年3月に設立されました。当研究会は言語聴覚士限定の研究会とし、主に言語聴覚士の治療成績のさらなる向上を目指しております。当研究会では定例の研究会の他、セミナーなどを通じて徒手的言語聴覚療法の普及を行っています。

キャリエルメディ（セミナーサイト）
（https://www.carierumedi.com/）
徒手的言語聴覚療法研究会のセミナーを中心にさまざまなセミナーが実施されています。

摂食嚥下障害への徒手的アプローチ

2024年5月27日　初版印刷

2024年5月29日　初版発行

編者　樋口　直樹

発行者　樋口　直樹

発行所　GLANZ PLANNING

出版事業部

〒250-0852

神奈川県小田原市栢山3620-14

TEL・FAX　0465-46-6975

https://www.glanzplanning.com/

印刷製本　ウィル・コーポレーション

Printed in Japan

ISBN 978-4-910929-16-3

落丁・乱丁本はお取替えいたします